Nils Binnberg

Ich habe es satt!

Wie uns Ernährungsgurus krank machen

Suhrkamp

Erste Auflage 2019
suhrkamp taschenbuch 4938
Originalausgabe
© Suhrkamp Verlag Berlin 2019
Suhrkamp Taschenbuch Verlag
Alle Rechte vorbehalten, insbesondere das
der Übersetzung, des öffentlichen Vortrags
sowie der Übertragung durch Rundfunk
und Fernsehen, auch einzelner Teile.
Kein Teil des Werkes darf in irgendeiner Form
(durch Fotografie, Mikrofilm oder andere Verfahren)
ohne schriftliche Genehmigung des Verlages reproduziert
oder unter Verwendung elektronischer Systeme
verarbeitet, vervielfältigt oder verbreitet werden.
Umschlagabbildungen:
Getty Images, Foto (Messer): Ivan Vukelic; plainpicture,
Foto (Lauchzwiebeln): Colin Anderson
Umschlaggestaltung: hißmann, heilmann, hamburg
Druck und Bindung: CPI – Ebner & Spiegel, Ulm
Printed in Germany
ISBN 978-3-518-46938-5

Ich habe es satt!

Panik

Ich habe vor neun Jahren eine Essstörung entwickelt: die Sucht, mich gesund zu ernähren. Das klingt erst einmal nicht dramatisch. Tatsächlich ist es fatal. Man nennt diese Essstörung auch »Orthorexie«. Das Leben eines Betroffenen ist irgendwann nur noch von Essen bestimmt. Unausgesetzt kreisen seine Gedanken darum, während das, was er sich an Nahrung zugesteht, immer weniger wird. Zuletzt bin ich etwa zwanzig Ernährungslehren gleichzeitig gefolgt. Ich kannte die Nährwertangaben all meiner Nahrungsmittel auswendig. Sie mussten »bio« sein und eine leistungssteigernde Eigenschaft aufweisen. Meine Ernährungsbiografie in Kurzform: Low-Carb. Paleo. Glutenfrei. Laktosefrei. Clean Eating. Vegan. Jedes dieser Muster war von Intervallfasten begleitet. Und von Schuldgefühlen, wenn ich meine »Tabus« wieder einmal nicht in den Griff bekam. Meine Ernährungsbiografie verlief dabei nicht so chronologisch, wie sie sich hier liest. Eher glich sie einem Ernährungssammelsurium, aus dem ich mir je nach Obsessionsgrad etwas herauszupfte. Immer in der Hoffnung auf ein schlankeres, gesünderes, schlaueres Ich, das mit dem richtigen Essen all seine Lebenskrisen bewältigen könnte.

Bis ich erkannte, dass ich ernsthaft krank bin, vergingen sieben Jahre meines Lebens. Ich weiß heute, wie widersprüchlich meine Geschichte ist. Lange Zeit hielt ich beharrlich an ihrem Plot fest. Weil ich an einer Krankheit litt, aber auch, weil es viele Menschen gab, die sich »Experten« nannten und mich dabei begleiteten. Sie haben mich nicht in die Essstörung getrieben. Aber sie haben mich darin bestätigt. Ich nenne sie heute Gurus, weil sie auf Blogs, in Foren, auf Bestsellerlisten und in sozialen Medien eine Jüngerschaft um sich scharen.

Diese Informationsquellen hatten auch für mich lange Zeit die Aura von exklusiven Geheimclubs, was nicht ungewöhnlich ist für einen Essgestörten: Foren und Kommentarspalten verstärken sein Gefühl, unter Gleichgesinnten und ganz normal zu sein. Nicht, dass ich dort jemals selbst kommentierte oder meine Ansichten über eine gesundheitsfördernde Ernährung kundtat. Obwohl ich viele Weisheiten parat gehabt hätte. Aber ich habe unzählige Diskussionen stillschweigend mitgelesen und mich in meinen Ansichten bestätigen lassen. Nirgendwo war das so leicht wie in dieser Echokammer, in der die Wiederholung die Wahrheit übertönte.

Viele Wege führen in meine Krankheit, einige davon sind ganz alltäglich. Ein diffuses Krankheitsbild, für das es keine überzeugende Therapie gibt. Eine Fastenkur als Vorsatz für das neue Jahr. Ein Fitnesstrainingsprogramm, das zum Leistungssport wird.

Der Auslöser für die Orthorexie ist dabei immer derselbe: Der Betroffene stellt seine vertraute Beziehung zum Essen in Frage. Er entwickelt die Vorstellung, dass er mit der richtigen Ernährung sein Schicksal kontrollieren kann.

Dass er seine Lebensdauer verlängern, seine Lebensqualität verbessern, sich selber heilen kann. Andersherum, glaubt er, kann er von falschem Essen krank werden. Es gibt nach Schätzungen bereits eine Million Betroffene in Deutschland. Mag sein, dass diese Zahl überzogen ist. Weil unsere gesamte Kultur besessen ist von körperlicher Selbstoptimierung, ist es schwierig, die Grenze zu ziehen, wann man einfach ein gestörtes Verhältnis zu Essen hat oder eine Essstörung.

Vor ungefähr zwei Jahren bemerkte ich, dass ich immer häufiger Verabredungen in Restaurants schwänzte, wenn mir die Menükarte nicht passte. Die hatte ich vorher im Internet recherchiert. Ich fühlte Wut in mir brennen, wenn meine Freunde mal wieder nicht nach meiner Essens-Pfeife tanzten.

Ich realisierte, dass ich meinen Freund, meinen Job, alles andere im Leben öfter vernachlässigte, weil mein Geist vor allem von Essen bestimmt war. Dass ich seit Monaten nur noch Brei, Räucherlachs, Eier, Avocado, Salat und Fleisch gegessen hatte. Dass ich mich vor Lebensmitteln ekelte, die nicht bio waren, und zwar so extrem, als hätte man mir ein gegrilltes Katzenbaby aufgetischt. Dass sich mein Körper-Tuning ins Aberwitzige gesteigert hatte. Dass ich mich vor manchen Lebensmitteln sogar panisch fürchtete.

An diesem Punkt begann ich, mir Fragen zu stellen. Was stimmt nicht mit mir? Ist mein Körper krank oder ist es meine Wahrnehmung? Haben Blogs, Ernährungsmediziner und Studien mich nicht auf diese Spur gebracht? Bin ich irgendwo falsch abgebogen?

Ich fand keine Antworten. Also machte ich mich auf die Reise. Zurück in mein Leben; hinein in meine eigene Ernährungsbiografie.

Der Tag, an dem das Essen seine Unschuld verlor

Wie die meisten erinnere ich mich an den Moment, an dem ich mich das erste Mal zu dick fühlte. Ich kann auch mit absoluter Genauigkeit abrufen, wie sich mein Wille formte, meinen Körper wieder unter Kontrolle zu bringen. Menschen wollen aus den unterschiedlichsten Motiven Gewicht verlieren. Bei dem einen ist es ein Besuch beim Arzt, die schockierende Diagnose, nicht gesund zu sein. Andere stellen eines Tages beim Wiegen fest, dass sie, ohne es zu merken, eine Art Kampfgewicht erreicht haben. Wieder andere erleben einen Moment der Selbstentfremdung. Der Anblick im Spiegel oder auf einem Foto wird von heute auf morgen zum Weckruf. Sie erkennen den Pfundsmenschen, der ihnen entgegenschaut, einfach nicht mehr.

Tatsächlich sind diese drei Ereignisse die häufigsten Auslöser für eine Diät. In meinem Fall war es die Waage. Doch ehe ich überhaupt auf die Idee kam, eine zu betreten, bedurfte es eines anderen Zwischenfalles. Er liegt schon etliche Jahre zurück.

Mein Freund und ich waren gemeinsam für ein paar Tage nach Italien gereist, in unseren Sehnsuchtsort Neapel. Es war Spätsommer, Neapel verströmt um diese Jahreszeit eine wilde Hitze, die die Ruhe des bevorstehenden Herbstes noch nicht erahnen lässt. Wir wohnten in einem malerischen Barockhaus in Sanità, einem alten Mafia-Viertel.

Die Stadt ist für so viele Dinge berühmt. Ihre kunstvollen Kapellen und den Blick auf die Amalfiküste mit dem Vesuv im Hintergrund. Die exklusiven Kunstgalerien und die fantasievollen Taxipreise. Am meisten aber für ihre Küche. Für mich war das Essen fast immer das Ausschlaggebende auf einer Reise. Während andere die Routen ihres Lebens nach den weichsten Stränden oder kennerischsten Kunstsammlungen planten, führte mich die Liebe zum Essen rund um die Welt; so auch zu Neapels leicht verbrannter Pizza, die mit ihrem charakteristischen Geschmack aus säuerlichem Teig und dem Püree süßer DOP-Tomaten immerhin zum Weltkulturerbe zählt.

Wir besuchten einfache Trattorien in der Camorra-Zone, in denen sich der warme Duft von sautiertem Speck wie Nebel über den Raum legte, nussige Parmesan-Aromen aus der Küche wehten und der Salzwasserdampf von frischer Pasta unsere Nasen kitzelte. An anderen Abenden aßen wir in einem kleinen Weinkeller oder gönnten uns ein Fine-Dining-Menü am Hafen. Ich hätte mir in diesen rauschhaften Momenten nie vorstellen können, beim Essen irgendwann einmal kein Glück mehr zu empfinden. Oder dass die Neugierde auf Aromen, die Freude an einem geselligen Abend bald nur noch Erinnerungen wären.

Doch genau in diesem Urlaub entstanden sie, die ersten Risse in meiner Liebe. Es war erst nur ein Bauchgefühl. Doch das nistete sich für viele Jahre in meinem Kopf ein.

Wir hatten den vorletzten Tag auf Capri verbracht. Es war mein 33. Geburtstag. An sich kein bemerkenswertes Datum im Leben eines Menschen, und doch hat es sich in meine Erinnerung gebrannt, als Tag meines letzten Festmahls. Wir hatten einen Tisch beim romantischsten Italiener der Insel reserviert. »Da Paolino« liegt inmitten eines Zitronenbaumwäldchens, damals, zur Erntezeit, baumelten uns faustgroße Zitronen vor der Nase. Wir bestellten den Klassiker »Spaghetti Paolino«, handgemachte Pasta mit gerösteten Kirschtomaten, Anchovis und Kapern. Danach ein scharf gebratenes Kalbskotelett. Zum Anstoßen gönnten wir uns ein paar Gläschen Limoncello. Ein bonbonwassersüßer Schnaps, aus den Zitronen des Wäldchens gebrannt.

Noch vor dem zweiten Gang wurden wir Zeuge einer Szene, die sich zwei Tische entfernt abspielte. Eine kleine Traube japanischer Touristen stand wild kichernd vor dem Tisch einer unscheinbaren, recht übergewichtigen Frau mit einem sympathischen lauten Lachen. Als sich die kleine Ansammlung auflöste, mussten wir mehrmals hinschauen, um zu erkennen, auf was sie den Blick freigegeben hatte. War das nicht dieser James-Bond-Schauspieler? Pierce? Wie heißt er noch gleich? Brosnan?!

Was uns noch eingehender beschäftigte als der Hollywood-Star war die Frage, warum ausgerechnet er, der den Gentleman par excellence verkörperte und zum *Sexiest Man Alive* gewählt worden war, nicht ein scharfes Bond-Girl à la Ursula Andres oder Famke Janssen an seiner Seite hatte. War seine Begleiterin überhaupt seine Frau? Wir tippten die Begriffe »Brosnan« und »Ehefrau« in die Google-Suchfelder unserer Smartphones. Da waren die Beweisfotos; sie waren ein Ehepaar. Ich schämte mich schon im selben Moment für meine miesen, boshaften, oberflächlichen Gedanken. Noch wusste ich ja auch nicht, was sich sonst noch alles dahinter verbarg.

Abschiedssentimental fuhren wir mit dem Schnellboot zurück in die Stadt und spazierten vom Hafen durch die feuchte Nachthitze zum Hotel zurück.

In Deutschland wartete unser neues gemeinsames Zuhause auf uns. Nach einem Jahr Pendeln war ich von Berlin nach München zu meinem Freund gezogen. Ich tat es für unsere Beziehung. Die Entfernung hatte uns einsam gemacht. Es kriselte.

Ich war nie meisterhaft darin gewesen, meine dunklen Gefühle in Worte zu fassen; er konnte sie lesen wie ein Spürhund. Ich konnte Menschen ein Gefühl von Sicherheit geben. Das liebte er an mir. Ich hatte einen Hang zur Perfektion. Er beherrschte den Stilbruch. Wir ergänzten uns. Es wäre ganz und gar verrückt gewesen, diese Liebe für meinen mies bezahlten Autoren-Job bei einem Berliner Modemagazin zu riskieren. Eher wollte ich die Unsicherheit wagen, ein freier Journalist zu sein. Auch wenn ich München nicht viel abgewinnen konnte.

Unser neues Miteinander hatte sich schnell zurechtgeruckelt, das erste Fremdeln war überwunden, so dachte ich noch, bevor wir nach Neapel fuhren.

Dann kam der letzte Abend vor unserer Rückreise. Die Koffer waren schon gepackt, die Fahrzeit vom Taxi zum

Flughafen berechnet, als ich mich, nur in Unterhose, über meinen Freund hinweg auf meine Bettseite warf. Da traf mich sein Blick. Vielmehr traf sein Blick meinen Bauch. Prüfend. Ich sah an mir herab. Außer einem Leberfleck oberhalb des Bauchnabels und einer bleistiftdünnen Narbe an einer Stelle, an der ein weiterer Leberfleck gesessen hatte, war mir mein Bauch nie besonders erschienen. Weder hatte ich ein Sixpack noch eine charakteristische Behaarung. Mein Bauch war einfach mein Bauch. Zeit meines Teenagerlebens hatte ich eine ganz andere Problemzone gehabt: meine Arme. Trommelstabdünn schlenkerten sie beim Gehen so eigenwillig hin und her, als führten sie ein Eigenleben. Selbst bei Brüllhitze trug ich unter dem T-Shirt ein Longsleeve, damit ich nach mehr aussah. Meist trug ich sogar noch ein leichtes Hemd darüber. Mit Schulterklappen, die meinen Oberkörper breiter schummelten.

Als Kind hatte ich von Tanten, den Großeltern und Klassenlehrern häufig zu hören bekommen, ich sei zu dünn – für einen Jungen. Irgendwann hatte ich es selbst geglaubt. Durch diese alte Brille bemerkte ich nicht, dass sich meine Problemzone verschoben hatte.

In Neapel sah ich plötzlich deutlich, wie sich eine ganz und gar nicht kleine Speckrolle über das breite Gummiband meiner Unterhose wölbte. Ich spürte, wie sich mein Magen zusammenkniff, einen dicken Kloß umschnürte. Ich fühlte mich bloßgelegt, wie ein mehrteiliger Zellkörper unter einem Brennglas; gnadenlos schien das Licht auf den Makel. Mein Freund sagte irgendetwas Süffisantes, wie: »Na was haben wir denn hier?« Ich habe den genauen Wortlaut vergessen, verdrängt. Er bestreitet die Szene bis heute.

An jenem Abend verzog ich mich wie eine Schnecke, die man an ihren Fühlern berührt hat, unter die Bettdecke. Wortlos. Auch am nächsten Tag: keine Worte. Der Vorfall blieb unkommentiert, trotzdem stand er im Raum. Der Blick meines Freundes hatte meinen Blick auf mich selbst verändert. Im Badezimmer streifte ich mir meine Anziehsachen geräuschlos über, hielt dabei kurz die Luft an. So rollte sich mein Speck wie ein ausgewrungener Waschlappen in eine Bauchfalte.

Man sagt, ab dreißig verändere sich beim Mann der Stoffwechsel. Der Energiebedarf sinkt ab diesem Zeitpunkt, weil der Körper weniger Wachstumshormone produziert. Energieüberschuss wird nicht mehr, wie bei Teenagern, als Wärme abgegeben. Selbst, wer ab dieser Phase »wie immer« isst, legt Kilos zu. Ab Mitte dreißig schrumpfen die Muskeln, und dazu wächst der Bauch, gewissermaßen umgekehrt proportional. Der Körper verstellt den Sollwert für den Körperfettanteil. Warum er das tut, ist nicht erforscht. Was hingegen bekannt ist: Der Körper sammelt alles, was er nicht verbrennt, in den Fettzellen.

Bis zu dreißig Kilogramm können es sein, die sich im Lauf des Lebens auf das Teenagergewicht drauflegen. Das passiert hinterrücks. Man könnte auch sagen: in homöopathischen Dosen. Der Körper gewährt dem Bewusstsein genug Zeit, sich an die paar mehr Rundungen zu gewöhnen. Anders gesagt: Das Gewicht verschiebt sich und die Wahrnehmung auch.

Als ich mit Anfang dreißig in einem Modeladen das erste Mal nicht mehr in meine gewohnte Jeansgröße passte, hatte ich das nicht etwa auf mich und mein Essverhalten geschoben, denn das war ja wie immer. Ich schob es auf den Schnitt der Hose. Und mein Hemd mit der Knopfleiste, die sich jetzt plötzlich immer wie ein »S« über meine Körpermitte wölbte? Das war sicher zu heiß gewaschen worden, so beruhigte ich mich.

Wie viele Menschen, die nicht gern in Konflikte gehen, hatte ich gelernt, unangenehme Situationen aus meinen Gedanken zu vertreiben. Nach der Neapel-Reise ging das nun nicht mehr. Zwar wusste ich damals nicht, dass es mit meinem Stoffwechsel bereits bergab ging. Aber ich musste erkennen, dass mein Körper ein anderer geworden war als der, für den ich ihn hielt.

Wenige Wochen später waren wir zu Besuch bei den Eltern meines Freundes. Im Badezimmer entdeckte ich eine digitale Personenwaage; bei uns zuhause hatten wir keine, ich hatte überhaupt noch nie eine besessen. Ich war lange ein schlaksiger Typ gewesen, bei einer Größe von 1,85 Meter habe ich wahrscheinlich immer um die siebzig Kilogramm gewogen. Solange ich in meine alte Kleidergröße gepasst hatte, war alles in Ordnung gewesen.

Diese Waage zu betreten, das befahl mir wahrscheinlich der Kloß in meinem Magen. Er war in den Wochen zuvor spürbarer, größer geworden. Als die Striche auf dem Display nach einem kurzen Puzzeln zum Stillstand kamen, rieselte mir Scham wie glühende Stecknadeln durch den Körper. Die Waage zeigte über zehn Kilos mehr an, als ich in Erinnerung hatte. Vierundachtzig Kilogramm.

Ärzte würden sagen: Das ist bei meiner Körpergröße noch im Rahmen. Körperlich war ich ja auch vollkommen gesund. Ästhetisch fühlte ich mich unzureichend. Ich war das, was man in gewissen Foren, die ich noch kennenlernen sollte, »skinnyfat« nennt. Schlank, mit Fettpolstern an den falschen Stellen.

Plötzlich hatte ich das Gefühl, nicht mehr männlich genug auszusehen. Richtige Männer, das waren für mich früher Typen wie Marcus Schenkenberg und der Davidoff-Mann. Das schwedische Model und die Werbefigur für den Duft »Cool Water« waren meine Poster Boys, als ich Anfang der neunziger Jahre ein Körperbewusstsein entwickelte. In meiner Schulklasse träumten die Jungs auch davon, so auszusehen wie der Sänger Mark Wahlberg in der Unterwäschewerbung von Calvin Klein: Schwimmerschultern, Sixpack und Bodybuilder-Bizeps.

Ich war gekränkt, dass ich trotz Calvin-Klein-Unterwäsche niemals so aussah, wahrscheinlich niemals so aussehen würde. Die Natur hatte mich dünn gedacht. Zu dem Männerbild dieser Zeit passte das nicht, und so kränkte mich mein Körper.

Erst Ende der neunziger Jahre betraten dünne Jungs in

der messerscharf geschnittenen Mode von Designern wie Raf Simons und Hedi Slimane die Bühne. Für mich kamen diese Auftritte zehn Jahre zu spät.

Die paar Pfunde mehr am Bauch waren jedenfalls die zweite bittere Kränkung in meinem Körpergefühl. Ein Mann darf keinen weichen Bauch haben, keine Brüste, keine dicken Oberschenkel oder hängende Hüften; so schreibt es unser kultureller Vertrag vor. Fit und schlank sein gilt als diszipliniert, willensstark, erfolgreich in einer Gesellschaft, in der sehr viele Menschen Übergewicht mit sich herumtragen. Hierzulande sollen neunundfünzig Prozent der Männer und siebenunddreißig Prozent der Frauen davon betroffen sein. Für diese Theorie spricht, dass Männer erst in den achtziger Jahren massenhaft anfingen, in Fitnessstudios an ihren Körpern zu arbeiten.

Der amerikanische Psychiater und Harvard-Professor Harrison Pope hatte dazu eine radikale Theorie: Der muskulöse Männerkörper als Reaktion auf den Feminismus. Mit der Frauen-Emanzipation habe das Rollenbild vom Mann als Krieger und Ernährer an Bedeutung verloren.

Für die Krise der Männlichkeit zog Pope zahlreiche Beobachtungen heran. Die wohl erstaunlichste war der Vergleich zwischen den Spielzeug-Actionfiguren von heute und denen vor vierzig Jahren. Sie sind mit Muskeln bepackt, die einen echten Body-Builder geradezu schmächtig aussehen lassen würden. Das breite Kreuz als Rückzugsort für Männlichkeit. Werden die körperlichen Entgleisungen des

Mannes sichtbar, verletzen sie also die ungeschriebenen Regeln des kulturellen Vertrags.

Ein Vertragsbruch also. Das war es, was mir die Digitalanzeige auf der Waage anzeigte. Wie in einem schlechten Roman konnte ich ab sofort das Ende meiner Geschichte voraussagen, als Dickerchen, ungeliebt und sozial geächtet. Ich beschloss, abzunehmen. Das war er: Der Anfang meiner Essstörung. Sie würde mich acht Jahre lang begleiten. Und tut es noch.

Masterplan für ein neues Leben

Wenn ich heute auf dem Smartphone durch mein Fotoalbum wische, bis hin zu dem Neapel-Urlaub vor zehn Jahren, kann ich für kurze Zeit nachempfinden, warum ich mich in der darauffolgenden Zeit an alles klammerte, das schnellen Erfolg versprach. Warum ich Nährstoffen die Macht über mein Glück zuschrieb. Warum ich mich in absurde und immer absurdere Verschwörungstheorien über das Essen verstrickte.

Beim Anblick dieses Bildes befällt mich, damals wie heute, das Gefühl der totalen Entfremdung. Auf dem Bildschirm sehe ich einen Mann, gekrümmt wie ein Bär, gesetzt, väterlich. Er sitzt auf einer Hafenmauer und lächelt peinlich berührt.

Wische ich ein paar Mal nach links, schaut mir ein durchtrainierter, jugendlicher Mann aus einem Badezimmerspiegel in einem New Yorker Hotel entgegen. Er wirkt entschlossen, ist nur mit Unterhose bekleidet, hat ein Sixpack und ein V-Kreuz. Beide Male – ich. Nur Monate liegen dazwischen, nicht mal ein ganzes Jahr.

In dieser Zeit hatte ich es geschafft, mir einen neuen Körper zu entwerfen und mit ihm das Regelwerk, das nach und nach meinen Speiseplan schmälern würde. Nur kam es mir währenddessen gar nicht wie ein Regelwerk oder eine Restriktion vor. Etwas nicht zu essen, wonach ich mich heimlich sehnte, fühlte sich anfangs an wie ein Runners High. Wie der Moment also, in dem der Läufer über sich hinauswächst und der Körper an die letzten Reserven geht. Ich weiß noch, dass ich dieser ersten Zeit häufiger dachte: Wer das schafft, schafft alles.

Nach der Neapel-Reise und dem Schreckmoment auf der fremden Waage hatte ich, um nachhaltig etwas gegen meine zehn Kilos zu viel zu tun, einen Sportmediziner aufgesucht. Er setzte kleine Elektroden auf meine nackte Brust und meine Taille, sie ließen meinen Oberkörper wie ein Kunstwerk von Kusama aussehen und sollten meinen Körperfettanteil messen. Ein Drucker warf stotternd Tabellen, Kurven und Prozentzahlen aus. Ein Balken leuchtete rot, das wirkte beunruhigend.

»Schauen Sie«, hatte der Mediziner gesagt, sein Blick war auf den ausgedruckten Zettel geheftet gewesen, »zu viel Fett am Bauch.« Dieser Befund ließ eine ganze Kette von Erinnerungen und Gedanken im Zeitraffer an mir vorbeiziehen; mein gedankenloses Ernährungsverhalten. Ich schämte mich und fragte sorgenvoll: »Und jetzt?«

Schuld an meinem Bauch seien, erfuhr ich von ihm, vor allem kohlenhydratreiche Lebensmittel. Er tippte einige Informationen in seinen Computer, sein Drucker ratterte und spuckte wieder etwas aus; diesmal den Masterplan für mein neues Leben.

Ein Kraftausdauertraining sollte ich machen, und ernähren sollte ich mich fortan Low-Carb. Das steht für Low Carbohydrate. Zu Deutsch: Man reduziert die sogenannten leeren Kohlenhydrate, enthalten in Kartoffeln, Nudeln, Reis und Brot. Irgendetwas Gutes würde diese Ernährungsweise mit meinem Stoffwechsel machen, ihn anfeuern, beschleunigen, ihn dazu anheizen, mehr Fett zu verbrennen. Ganz verstand ich es in meiner Schockstarre nach der Bauchfett-Diagnose nicht. Low-Carb, das aber blieb von den Worten des Mediziners in meinem Kopf hängen, hatte eine raketenhafte Wirkung.

Der Sportmediziner hatte mir erklärt, dass ich als Erstes alte Muster abstreifen müsste, und genau so tat ich es. In den darauffolgenden Tagen und Wochen häutete ich mich wie eine Schlange von meinen bisherigen Ernährungsgewohnheiten. Von einem Tag auf den anderen mied ich möglichst alle Kohlenhydrate, vor allem aber jeden Zucker, und ernährte mich fast nur noch von Proteinen und Fetten. Der Verzicht fiel mir leicht; obwohl ich nur noch Variationen von Fisch oder Fleisch mit Ratatouille aß, Eiweißshakes trank, Joghurt aus Schafmilch zu mir nahm und Studentenfutter ohne Rosinen, langweilte mich mein Essen nicht. Ich hielt ja, so sagte ich mir, keine Diät. Vielmehr war es eine Ernährungsumstellung.

Etwa zwei Wochen später rieb ich mir verwundert die Augen, als auf dem Display der Waage die Zahl plötzlich bei drei Kilogramm weniger als zuvor einfror. Sie war in Rekordtempo gesunken.

Als Nächstes konnte ich tatsächlich dabei zusehen, wie sich meine Love Handles auflösten. Auch mein Bauchfett schmolz dahin wie Butter in einer heißen Pfanne. Nachdem ich zusätzlich fünf Mal die Woche eine Stunde lang mit Langhanteln Ruderbewegungen, Bankdrücken und Bizepsübungen machte, war ich wenige Wochen später so schlank wie zuletzt als pubertierender, dauerverbrennender Teenager. Wie durch Zauberhand schrumpfte meine Kleidung von Größe L auf M.

Ich wurde mit Komplimenten und Anerkennung überschüttet, weil ich es schaffte, so diszipliniert zu sein. Es lief gut für mich. Ich belohnte mich mit einem sündteuren Designeroutfit, das eigentlich nur an jungenhaften Modeltypen gut aussah, navyblaue Biker-Hosen aus Baumwolle und ein kleines T-Shirt mit einer Leo-Camouflage. Ich passte rein. Mein Körper könnte dank des Kohlenhydratentzugs mit dem eines Models mithalten, so sagte ich mir. Und ich begann zu verstehen, warum Ratgeberbücher *Low-Carb Forever* hießen. Auch ich wollte Kohlenhydrate am liebsten ins Nirwana befördern. Auf Nimmerwiedersehen.

Mein rigoroses, neues Regime fiel in eine Zeit, in der Ernährungsgurus die Atkins-Diät neu entdeckt hatten. Das war 2009. Gut dreißig Jahre zuvor hatte der amerikanische Arzt Robert Atkins sie in seinem Buch *Diät-Revolution* vorgestellt und massenpopulär gemacht. Nun war sie wieder beliebter denn je.

Der Körper würde, so lautete die Theorie, durch den Entzug von Kohlenhydraten Energie aus den Fettzellen ziehen, weshalb der Verzehr von Fett dabei satt, aber eben gar nicht fett mache.

Als ich damals anfing, die Kohlenhydrate wegzulassen, tat das bereits einer von elf Amerikanern. Allein in Deutschland hat sich seither das Interesse an der Diät angeblich jährlich verdoppelt: Von denjenigen, die im Netz nach Diäten suchen, wollen neunundsechzig Prozent Näheres über Low-Carb wissen. Was diese Diät so erfolgreich macht? Die meisten haben währenddessen gar nicht das Gefühl, einer Diät zu folgen. Vielmehr glauben sie an eine Ernährungsumstellung, deren Erfolg wissenschaftlich bescheinigt ist.

Einfach nur ein paar Kilos zu verlieren, gilt in einer Kultur, die sich Wellness, Achtsamkeit und mentaler Gesundheit verschrieben hat, als oberflächlich, sinnbefreit, ja, gar antifeministisch. »Diät« steht hierzulande vor allem für eine Reduktionsdiät. Man denkt sofort an missmutiges Kalorienzählen und freudloses Herumgeknabbere an Karotten- oder Selleriestäbchen. Das Wort ist unappetitlich geworden, es ist ordinär, klingt nach Scheitern und Selbsthass.

Schaut man sich dieser Tage in einem Regal mit Diät-Literatur um, wird man Titel wie *Die Peace Food Keto-Kur*, *Genuss-Fasten* oder wie bereits erwähnt *Low-Carb Forever* entdecken. Uncharmante Aufforderungen zum Abspecken wie *Die Turbo-Fett-Killer-Diät* sucht man hingegen vergeblich. Die neue Diät-Literatur ist auch frei von Radikalkuren und deren Versprechen, in einer Woche drei Kilogramm abzuspecken. Sich mit einer Kohlsuppen- oder Ananas-Diät einseitig zu ernähren und zu hungern ist unzeitgemäß, mehr noch, es ist politisch inkorrekt.

Schließlich ist längst bewiesen, dass Diäten nicht nur

nicht funktionieren, sondern langfristig zu mehr Gewicht führen. Erst kommt das Hungern, dann das Versagen. Der Jo-Jo-Effekt. Drei Kilo runter, dann wieder alles oder sogar das Doppelte rauf.

Es existiert eine Reihe an Studien, die nahelegen, dass jeder Mensch einen ganz individuellen Set-Point hat, ein biologisch gewolltes Körpergewicht, das ihn davor schützen soll, zu verhungern oder zu schwerfällig zu werden. Man hat herausgefunden, dass der Körper mit aller Macht versucht, dieses genetische Gewicht zu halten. So holt er sich etwa auch nach dem Sport die verlorene Energie zurück.

Man hat weiterhin herausgefunden, dass sich der Grundverbrauch bereits nach einer einzigen Diät dauerhaft verringert und man anschließend noch mehr zunimmt, selbst wenn man nicht übermäßig viel isst. Hierzulande geben fünfundsiebzig Prozent der Frauen an, dass sie nach einer Diät genauso schwer wie zuvor oder noch schwerer waren.

Es folgten weitere Studien, die anfingen, die Frage zu stellen, ob Dicksein überhaupt schlecht oder neutral für die Gesundheit ist, wobei eine viel beachtete Untersuchung der US-amerikanischen Epidemiologin Katherine Flegal 2013 belegte, dass übergewichtige Menschen länger leben würden als dünne. Spätestens dann nahm hierzulande endgültig die Lust an Diäten spürbar ab, man war es leid, Kalorien zu zählen.

Die neue nervöse Grundstimmung gegenüber Diäten bekam man als Erstes bei den Anbietern traditioneller Abnehm-Programme zu spüren. Weight Watchers büßte in seinem Heimatland, den USA, zwischen 2013 und 2016 jährlich fast ein Viertel an Mitgliedern ein. Um auf dem Diät-Markt nicht an Gewicht zu verlieren, kündigte das Unternehmen an, keine Vorher-nachher-Bilder mehr zu veröffentlichen. Das Prinzip links rund, rechts mit schlackernder Hose zeige ein falsches Bild. Es gehe nicht darum, kurzfristig ein paar Kilos zu verlieren, sondern um eine Ernährungsumstellung, einen neuen Lebensstil.

Neuerdings treffen sich die Weight Watchers in den Geschäftsstellen – das Unternehmen nennt sie »Wellness-Workshops« – zu gemeinsamen Meditations- und Qigong-Übungen, bei denen es nicht um Gewicht oder Essen geht, theoretisch zumindest. Insgeheim sehnen sich viele Menschen noch immer nach einem schlanken Körper, wollen nicht ganz so dick sein. Nicht, dass an Dicksein etwas Verwerfliches ist. Man will nur ganz gern dünn sein. Diät halten will man aber nicht.

Gleichzeitig, und das macht die Angelegenheit nicht gerade einfacher, hat man es heutzutage mit einem Genussdiktat zu tun. In einer Zeit, in der das eigene Essen religiös mit der Smartphone-Kamera fotografiert und sogleich im Social-Media-Kanal gepostet wird, erhalten Burger, Donuts, Macarons & Co. Statussymbolcharakter. Man inszeniert sich gerne öffentlichkeitswirksam als Genussmensch, der pausenlos reinhaut.

Man will um jeden Preis vermeiden, als Spaßbremse oder Kostverächter wahrgenommen zu werden. Problem nur: In unserer schlankheitsbesessenen Kultur will auch niemand als dicker Mensch dastehen. In diesem Zwiespalt hat sich der Mythos von der Stoffwechseldiät entfaltet. Man darf reinhauen, aber nur von dem Richtigen. Oder wenn man vorher gehungert hat. Dass das Intervallfasten dieser Tage so beliebt ist, hat also auch diesen Grund: Im Zeitalter der Anti-Diät zählt man offiziell lieber Stunden statt Kalorien. Und man glaubt, eine Ernährungsumstellung zu absolvieren.

Ich glaubte das auch. Und genau wie viele andere Menschen, die ihre Ernährung umstellen, dachte ich nicht, dass meine neue, sondern dass meine bisherige Ernährungsweise gestört war.

Was genau ich geändert hatte, fiel in meinem Bekannten- und Kollegenkreis niemandem auf. Es war zeitgeistkonform. Beziehungsweise war mein Umfeld ganz auf meine neue Ernährungsweise zugeschnitten. Damals arbeitete ich als Redakteur bei einem Modemagazin und war regelmäßig auf Lunch-Terminen und Pressedinnern eingeladen, wo figurneurotische Kollegen habituell Rosmarinkartöffelchen zur Seite schoben und Weißbrot freundlich kopfschüttelnd ablehnten.

Auch privat saß ich auf Abendessen, deren Gastgeber auf Pizzaböden aus Blumenkohl schworen oder von Maisnudeln so schwärmten – kein Gramm Kohlenhydrate, aber ein Geschmack wie echte Pasta! –, als handele es sich dabei um weiße Trüffeln. Andere hatten gerade in einer britischen – oder vielleicht war es eine amerikanische? – Studie gelesen, dass rotes Fleisch doch gesund sei. Darauf stieß die Runde mit einem Glas Wasser an, ohne Kohlensäure wohlgemerkt; das sei schließlich basisch und bekömmlicher.

Im Wortsinne, das kann ich bestätigen, funktionierte meine Low-Carb-Diät hervorragend. Ich spürte, wie sich meine Körperunsicherheiten langsam an einen anderen, fernen Ort in meinem Bewusstsein verzogen, von dem aus sie mich erst mal in Ruhe ließen. Low-Carb war wie Schmieröl für die Gedanken. Nachdem der Lautstärkepegel meiner Komplexe urplötzlich heruntergedreht war, konnte ich verstehen, warum es sich lohnte, eiserne Rituale zu haben. Weniger verstehen konnte ich, dass ich nicht schon viel früher auf die Idee gekommen war, so fordernd an meinem Körper zu arbeiten.

Low-Carb-Gurus schwören darauf, dass diese Diät den Metabolismus beschleunigt, und in meiner Euphorie über den Erfolg war auch ich überzeugt, Low-Carb umgäbe ein Stoffwechsel-Geheimnis. Schließlich wurde sie auch in Ratgebern der Stoffwechseldiät zugeordnet; überhaupt war das ein Überbegriff für alle Ernährungstrends, die Diäten wissenschaftlich angingen.

Ich wurde zum Messias der Metabolismus-Diät. Mein Regime lautete: Maximal eine kleine Beilage Kohlenhydrate am Tag, aber nur von den »guten«; mit anderen Worten: grünes Gemüse. Unter keinen Umständen erlaubt waren Süßigkeiten. Und auf gar keinen Fall Kohlenhydrate nach achtzehn Uhr. Sie würden, hatte ich gelernt, vor der Ruhephase des Körpers in der Nacht nicht mehr rechtzeitig verstoffwechselt.

Ich nahm meine Regeln irgendwann gar nicht mehr als solche wahr. In der andauernden Wiederholung wurden sie zum Alltag. Eine Abweichung davon schien irgendwann so absurd, als sollte ich morgens einen Braten mit Klößen frühstücken, das Dessert vor dem Hauptgang nehmen oder Spaghetti mit den Fingern essen.

Nach bestimmten Maßgaben funktionierte mein neues Leben reibungslos, und es hatte sehr viele schöne, ja sogar genussvolle Momente. Berliner Saftbars und Fast-Food-Restaurants, die vegane Bio-Rohkost und sonstige Low-Carb-Gerichte anboten, wurden mein Eldorado. Dort saß ich zwischen lauter stöckchendünnen Modemädchen mit Mitte-Dutt und sehnigen Yoga-Frauen. Männer? Eher vereinzelt anzutreffen. Und meistens schwul. Wie ich.

Ich war eine Randfigur innerhalb einer Randgruppe, wenn ich mindestens einmal die Woche vor Quinoa-Tahina-Bowls und Chiasamen-Puddings im *Daluma* saß, einem dieser Gesundheits-Läden in Berlin Mitte. Was kümmerte es mich? Ich wollte keine neuen Bekanntschaften machen oder Freunde finden. Ich war mir mehr als genug. Wenn die Lärchenholzpodeste im Sommer zum Draußensitzen aufgebaut wurden, hatte ich meine Bühne. Die Sonne war mein Scheinwerfer. Ich wurde zum Regisseur meines eigenen Food-Pornos.

Ich hielt mich dabei für besonders gesundheitsbewusst. Für einen tugendhaften Menschen, der auf seine Ernährung achtet und regelmäßig Sport treibt. Nie wäre ich darauf gekommen, dass ich gerade begann, ein Essgestörter zu werden. Und schon bald gar nicht mehr die Regie über mein eigenes Leben führen würde.

Aus heutiger Sicht klingt das absurd. Damals verschwammen meine Ernährungs-Marotten mit den vielen

Ernährungs-Marotten, die die anderen Menschen um mich herum hatten. Schrieb nicht der Bestsellerautor und Fernseharzt Eckart von Hirschhausen in einem viel beachteten Ableger vom *Stern*-Magazin darüber, wie er zehn Kilos durch »periodisches Fasten« verlor? Das war doch auch nichts anderes als eine Stoffwechseldiät, bei der der Stoffwechsel die Energie – sprich: Fett – optimal verbrannte und er essen durfte, was er wollte, wenn er nur sechzehn Stunden am Tag eine Esspause einlegte. Genau genommen war es die »16:8«-Diät. Hirschhausen verwies dabei auf die wissenschaftliche Erklärung, das Zwischendurchfasten entspreche dem urzeitlichen Ernährungsmuster, als der menschliche Körper auf ständige Wechsel zwischen Über- und Unterversorgung eingerichtet war. Auch er vermittelte den Eindruck, dass das lang gehegte Abnehmrätsel nun endlich und abschließend empirisch gelöst worden war.

Den Stoffwechsel austricksen

Weder Low-Carb noch irgendeine andere Diät ist für meine Krankheit verantwortlich. Im orthorektischen Verhalten verbergen sich, wie in der Anorexie oder Bulimie, andere Sorgen als die um den Körper oder das Essen. Diese Störungen sind Symptom, nicht Ursache.

Und doch war meine erste Diät eine Einstiegsdroge in die Essstörung. Sie ließ mich die Realität vergessen. Nachdem ich meine alte Körperform nicht nur zurück, sondern übertroffen hatte, vereinbarte ich einen Schwur mit mir. Ich würde den Kohlenhydraten niemals vergessen, was sie mit mir angestellt hatten. Diese Vorbehalte brannten sich damals derart tief in meinen Verstand ein, dass ich in einem Restaurant bis heute in letzter Sekunde zurückzucke, wenn meine Hand spontan in einen Brotkorb greifen will. Die Macht, die ich dem Essen während meiner Low-Carb-Phase zubilligte, hat bis heute mein Verhältnis zur Realität verschoben.

In Wahrheit, sagen Kritiker, wie der renommierte US-amerikanische Ernährungsmediziner David Katz, sind Stoffwechseldiäten in Relation gesetzt nutzlos. Man könnte denselben Effekt mit einer mäßig energiereduzierten Mischkost erreichen. Doch schon aufgrund ihrer biochemisch klingenden Titel nimmt man an, dass Abnehmen mit ihnen vernünftig ist.

Wer dieser Tage Menschen in einem bestimmten Milieu

– modeinteressiert, social-media-affin, sportverrückt – zu ihren Essensgewohnheiten befragt, wird staunen, wie viele gerade eine Intervallfastenkur machen, Low-Carb essen, nach Metabolic Balance leben. Selbsternannte Food-Gurus sprechen bei solchen Methoden von »Bio-Tuning«, von biologischen »Hacks«, die wirkungsvoll auf den Fettstoffwechsel einwirken.

Beliebte Stoffwechseldiäten sind auch »LCHF« (Low-Carb High-Fat), »LOGI« (Low Glycemic Index) oder »Glyx« (kurz für glykämischer Index), genau genommen alles nur Variationen von Low-Carb. Ihr Versprechen aber ist eine naturwissenschaftlich belegbare Wirksamkeit.

Als der Brite William Banting im Jahr 1863 – und damit lange vor dem Low-Carb-Guru Robert Atkins – einen Ratgeber über eine rekordverdächtig schnelle Abnehmkur ohne Kohlenhydrate schrieb – auch damals wollte man schon schlank sein –, schob man den Sensationserfolg auf die Stoffwechselwirkung. Bis heute sagt man in England für eine Abmagerungskur: *banting*.

Ein halbes Jahrhundert später verlieh der amerikanische Arzt Henry Greyelin der Stoffwechseldiät zum ersten Mal ein wissenschaftliches Charisma und einen medizinischen Leumund. Nachdem er entdeckt hatte, dass man mit dem Verzicht auf Kohlenhydrate Epilepsie behandeln konnte, nannte er diese Ernährungsweise die »ketogene« Diät.

Unter diesem Begriff ist sie heute beliebter denn je. 2017 verdoppelte sich hierzulande die Nachfrage – das legt zumindest ein Kurvendiagramm von »Google Trends« nah.

Demnach schossen die Anfragen bei dem Dienst in dem Zeitraum senkrecht nach oben. Nach den vergleichsweise poppig daherkommenden Atkins-, South-Beach- oder Brigitte-Diäten der achtziger und neunziger Jahre vertraut man heute also eher dem wissenschaftlichen Nimbus.

Wenn so eine Diät auch noch ein leichtes Abnehmen verspricht, liegt darin für viele, die mit herkömmlichen Reduktionsdiäten gescheitert sind, ein besonderer Reiz. So war es auch bei mir. Auch ich glaubte fest daran, mich durch dieses Bio-Hacking verschlanken zu können, und so, ganz frei von Hunger- und Schuldgefühlen, die Kontrolle über meinen ungehorsamen Körper wieder zu erlangen. Oder sagen wir: Ich wollte mich nur zu bereitwillig davon überzeugen lassen, dass ich mir durch eine Stoffwechseldiät den Körper so designen könnte, wie er überall propagiert wurde. Ohne dass ich mich großartig dafür anstrengen müsste.

Vor allem konnte ich mich dabei als Mann fühlen. Kalorienzählen wie bei Weight Watchers, das war etwas für Frauen. Ein Mann würde nie auf die Idee kommen, eine South-Beach- oder Brigitte-Diät zu machen, obwohl sie genau genommen auch nichts anderes sind als das: Low-Carb.

Es machte mich kein bisschen misstrauisch, dass seit der Erfindung von Ernährungstrends um die letzte Jahrhundertwende schon so viele Diäten gekommen und gegangen waren. Die Atkins'sche Low-Carb-Diät hatte beispielsweise Low Fat abgelöst, nachdem sich fettreduziertes Essen als Diät-Aberglaube herausgestellt hatte. Ich wurde nicht misstrauisch, weil ich es nicht werden wollte. Mein

Leben ohne Kohlenhydrate funktionierte erstaunlich gut. Und meine Figur hatte den Beleg geliefert, dass ich auf der richtigen Spur war.

Mein fester Glaube daran, dass Low-Carb nun tatsächlich für immer wirkte, hatte auch viel damit zu tun, dass ich die volatile Anfangsphase mit Bravour durchgestanden hatte. Immerhin, so sagt man, gibt es bei Diäten nur eine Zwanzig-Prozent-Chance, dass sie gelingen. Ich war stolz, dass ich mich zu der glücklichen Minderheit zählen konnte.

Rückblickend muss ich mir eingestehen, dass ich damals sowohl meine neue Physis als auch meine Intelligenz maßlos überschätzte. Tatsächlich war ich einfach einem biologischen Trick aufgesessen. Einer, wenn man so will, optischen Täuschung.

Der Low-Carb-Trick hat damit zu tun, dass der Körper aus Kohlenhydraten Glukose gewinnt, ein Zucker, der als Energieträger unseren Stoffwechsel am Laufen hält. Wie wichtig Glukose ist, merkt man, wenn man zu wenig davon im Blut hat. Man verspürt Ohnmachtsgefühle, Nervenzittern, geistigen Nebel. Umgangssprachlich heißt es dann beispielsweise, der Blutzuckerspiegel sei gerade in den Keller gerauscht.

Glukose ist lebensnotwendig. Wenn der amerikanische Mediziner Robert Lustig in einem populären Anti-Zucker-Buch mit dem Titel *Die bittere Wahrheit über Zucker* schreibt, zuckerfrei zu leben sei geradezu unmöglich, dann meint er zum einen, dass Zucker immer häufiger klammheimlich als Geschmacksverstärker, Bindemittel oder Konservierungsstoff vielen Lebensmitteln beigemischt wird. Zum anderen aber ist ein zuckerfreies Leben in der Tat nicht möglich. Und auch wenn der Arzt – und im Übrigen auch zahlreiche andere Gurus, wie die Fernsehmoderatorin Anastasia Zampounidis in ihrem Bestseller *Für immer zuckerfrei* – es behaupten: Zucker kann allein deshalb nicht giftig sein, weil jeder lebendige Mensch Zucker im Blut hat; unser Körpertreibstoff Glukose ist nämlich ein Zucker.

Aber zurück zum Low-Carb-Trick: Glukose ist sogar dermaßen essentiell, dass der Körper diesen Stoff selbst produzieren kann. Beim Kohlenhydrat-Entzug geht der Körper in einen Reservemodus. Die Bauchspeicheldrüse schüttet das Hormon »Glukagon« aus, es gewinnt aus einem in der Leber gespeicherten Mehrfachzucker Glukose.

Dabei kommt es zu einem Effekt, der den magischen Gewichtsverlust erklärt: Aufgrund seiner Struktur kann der Mehrfachzucker nur mithilfe von Wasser in den Zellen gespeichert werden. Wird er in Glukose umgewandelt, wird dieses Wasser komplett freigesetzt.

Man verliert zu Beginn einer Low-Carb-Diät folglich kein Fett, sondern Wasser. Und das können bis zu drei Kilogramm sein. Solange man weiterhin Kohlenhydrate begrenzt, bleiben die Zuckerspeicher leer. Nimmt man kohlenhydratreiche Lebensmittel zu sich, lagert sich wieder Wasser im Körper an. Man hat sofort das alte Gewicht drauf. Und glaubt, das läge daran, dass Kohlenhydrate dick machen.

Nicht nur wegen der trickreichen Besonderheit von Low-Carb existiert in der Öffentlichkeit die Vorstellung, dass man mit Kohlenhydraten, im Gegensatz zu Proteinen und Fetten, die feine Linie von schlank zu dick riskiert. Seit Beginn der letzten großen Low-Carb-Welle, die 2002 mit einem *New York Times*-Artikel mit der programmatischen Überschrift »What if it's All Been a Big Fat Lie« losging, erfuhr man in einer mehr oder weniger geordneten Reihenfolge auf Blogs, in Ernährungsratgebern oder Zeitungsartikeln, dass bei einer kohlenhydratreichen Ernährung ein spezifischer Stoffwechselvorgang ausgelöst wird, der Glukose unwiderruflich in den Fettzellen einschließt.

Man erfuhr weiterhin, dass es nicht an Kohlenhydraten allgemein lag, sondern nur an jenen mit einem hohen glykämischen Index, ein Wert, der bestimmt, wie schnell der Blutzuckerspiegel nach dem Verzehr von kohlenhydrathaltigen Lebensmitteln ansteigt.

Und schließlich erfuhr man, dass daran die schlechten, die »leeren« Kohlenhydrate schuld seien. Und dass das alles etwas mit dem Getreideprotein »Gluten« zu tun hätte, ach, überhaupt mit Getreide.

Dass ich den naturwissenschaftlichen Fakt wohl kannte und eigentlich wusste, dass alle pflanzlichen Lebensmittel aus Kohlenhydraten bestehen, aus Glukose und Fruktose, um genau zu sein, es aber vorzog, alle Fakten zu ignorieren: Das lag an einer, wie soll man sagen – spirituellen Verblendung. Man muss einmal lang genug auf Kartoffeln, Erbsen oder Bohnen kauen, dann legt sich ein süßer Geschmack über Zunge und Gaumen. Von seiner Kaloriendichte und seinem Vitamingehalt einmal abgesehen, unterscheidet sich Gemüse in diesem Punkt also nicht von raffiniertem Zucker, der auch aus Glukose und Fruktose besteht. Wenn man sich das bewusst macht, verlieren die vermeintlich schlechten Kohlenhydrate etwas von ihrem Schrecken. Die Wahrheit ist: anhängen kann man ihnen bis heute – nichts.

Man findet zwar immer wieder Studien, die beweisen, dass man mit Low-Carb-Diäten besser und langfristiger als mit anderen Diäten Gewicht verlieren kann, genauso aber auch Studien, die das genaue Gegenteil sagen. Wieder andere behaupten, man solle eine mediterrane, vegane oder ballaststoffreiche Ernährung befolgen. Tatsächlich kann niemand gewissenhaft sagen, wie sich die eine oder andere Essensweise auf das Gewicht auswirkt.

Eine einmalige Langzeitstudie aus den USA untermauert diese Erkenntnis. Seit 1994 sammeln Wissenschaftler vom *National Weight Control Registry*, einer Forschungsreihe der renommierten Brown Universität, die Ernährungsgewohnheiten von Menschen, die mindestens fünfzehn Kilo verloren haben und ihr Gewicht anschließend ein Jahr halten konnten.

Als sie die Daten nach neun Jahren zum ersten Mal auswerteten, hofften sie, im Ernährungsverhalten Gemeinsamkeiten zu finden, einen geheimen Code, der endlich erklären würde, wie man den Jo-Jo-Effekt besiegt. Doch die Studie bestätigte bloß, was die Wissenschaftler schon lange vermutet hatten: Es gibt nicht *die* eine ideale Ernährung.

Einige Teilnehmer hatten sich mit Weight Watchers die Linie bewahrt, andere mit Low-Carb oder Low-Fat, manche mit Nahrungsergänzungsmitteln oder Diät-Shakes.

Ein Muster, um auf Abnehmkurs zu bleiben, entdeckten die Forscher am Ende aber doch: Alle Probanden hielten sich sklavisch an die Regeln ihrer Diät und die Kalorien diszipliniert niedrig.

Ein entscheidender Grund, warum man mit Low-Carb die Figur hält: Man klammert automatisch eine ganze Reihe von Nahrungsmitteln aus. Die meisten Lebensmittel, die uns zur Verfügung stehen, enthalten Kohlenhydrate. Sie machen mit Abstand die größte Nährstoffgruppe aus.

Der bereits zitierte Ernährungsmediziner David Katz hat in einer akribischen Analyse gezeigt, dass man sich bei keiner anderen Diät so radikal kalorienarm ernährt wie bei Atkins. Nüchtern betrachtet ist Low-Carb also genauso eine Reduktionsdiät wie Weight Watchers oder Trennkost. Mit dem Unterschied, dass man keine Kalorien zählt, zumindest nicht offensichtlich.

Bei Low-Carb, und auch bei allen anderen Stoffwechseldiäten, legt man sich allerdings so viele Regeln zurecht, dass man Extra-Kalorien meidet. Anstelle von Reis mit Gemüse und Hähnchen isst man nur noch Gemüse mit Hähnchen, anstelle eines Pastrami-Sandwichs, gönnt man sich einen Pastrami-Salat (den gibt es tatsächlich). Wenn man einen Burger bestellt, schiebt man die Brötchenhälften und die Pommes an die Seite.

Am Ende führen die meisten Regeln zu Gewichtsverlust. Es gibt Menschen, die ausschließlich violettfarbene Lebensmittel essen, ausschließlich Portionen in der Größe einer Teetasse, ausschließlich Obst, das von alleine von Bäumen fällt. Oder es gibt Menschen wie Eckart von Hirschhausen, die nur in einem Zeitfenster von acht Stunden essen. Egal welche Regel man befolgt: Man wird dadurch weniger Kalorien zu sich nehmen als ein anderer, der sich vielseitig ernährt. Magie ist da nicht am Werk.

Letztendlich befinden wir uns in Sachen Kohlenhydrate im Reich der Religion und nicht der Wissenschaft. Im Laufe der Jahre haben wir uns unsere ganz eigene Ernährungsstatistik im Kopf zusammengebastelt, sie mit persönlichen Beobachtungen angereichert. Wer mit einer Low-Carb-Brille durch die Stadt läuft, sieht plötzlich überall dicke Menschen mit Tellern voller Brot, Pizza, Reis und Kartoffeln. Sieht sie keuchend Treppen steigen, achtet auf den Schwitzfleck, den sie in der U-Bahn auf dem Sitz hinterlassen, auf ihre hektischen Rötungen auf den weißfahlen Gesichtern.

Die Schlanken, die Pommes und Currywurst essen, am Arbeitsplatz Gummibärchen in der Schublade haben, die nimmt keiner wahr.

Die Urzeit-Beschwörung

In indigenen Kulturen können magische Rituale Unheil abwenden. Zumindest können sie theoretisch die Angst nehmen vor Unfruchtbarkeit, Unwettern, Kriegen oder sonstigen Situationen, die sich der Kontrolle entziehen. Wann immer Chaos droht, schaffen Rituale Ordnung. Dasselbe gilt für eine Orthorexie. Sie ist ein Manöver zur Ablenkung von der inneren Unruhe. Die unausgesprochene Unzufriedenheit im Job, die ungelösten Spannungen in der Partnerschaft und die bösen Vorahnungen des Älterwerdens werden erträglicher, wenn es Essensregeln gibt. Sie drücken im Kopf eine Pausentaste. Für einen kurzen Moment bleibt das Chaos da draußen beherrschbar und auch das im Innern rückt weitgehend in den Hintergrund. Es stellt sich eine Zufriedenheit ein, die sich nach Normalität anfühlt.

Das Leben zu ändern, kann Jahre dauern. Der Weg zum Glück ist auf diese Weise mühevoll. Mit einer Ernährungsumstellung gelingt es mühelos; wenn man aufhört, sich mit normalen Menschen zu vergleichen. Ich musste im vierten Jahr nach meiner Ernährungsumstellung jeden Tag etwas Grünes essen, zwei Liter Wasser trinken und meine Speisen ein paar Minuten lang kauen, um inneren Frieden zu finden. Ich inspizierte meinen Körper täglich misstrauisch auf Ungereimtheiten. Und aus wachsender Sorge, dass er sich wieder zurückverformen könnte, begann ich in eine Welt von Online-Ernährungsseiten abzutauchen, die mir helfen sollten, mein Essen noch einmal zu optimieren.

Nach meiner Exkursion durch die Welt der Ernährungsgurus ging es mir nicht mehr ausschließlich um die Frage, wie ich meinen Körperfettanteil halten oder verbessern könnte. Ich verschwand im Kaninchenloch der Ernährungsgurus, und als ich wieder auftauchte, beschlich mich plötzlich eine Angst, die die Menschen vor Millionen Jahren, als sie diesen Planeten besiedelten, aus gutem Grund erlebt hatten und die sich als Instinkt in unsere Gene eingeschrieben hat: Ich bekam ganz allgemein Angst vor den Gefahren des Essens.

Im Unterschied zu unseren Vorfahren musste ich nicht zwischen giftig und ungiftig abwägen, sondern stand vor der quälenden Entscheidung: Welche sind die »guten« und welche die »bösen« Lebensmittel? Und je mehr ich mich mit ihren Nährstoffen, Brennwerten, Fettsäuren, kurz mit gesunder Ernährung, beschäftigte, desto bedrohter fühlte ich mich.

In meiner Paranoia wurde ich empfänglich für das, was Blogs, Foren und diverse Ratgeber bereits als Essenstrend erobert hatte: die Verteufelung der modernen Ernährungsindustrie. Viele Gründe, besorgt zu sein, hatte ich in der modernen Zeit eigentlich nicht. Ganz im Gegenteil, hierzulande bewertet das unabhängige Bundesinstitut für Risikobewertung äußerst zuverlässig die Lebensmittelsicherheit und stellt seine Einschätzungen den Verbraucherzentralen, der Politik, der Industrie und auch der Stiftung Warentest zur Verfügung. Auch kannte ich niemanden, der sich durch industriell gefertigte Lebensmittel vergiftet hätte. Meine Hysterie steigerte sich dennoch.

Als mir im Sommer 2014 der Artikel »Stone Soup« in die Hände fiel, der gerade in dem Magazin *New Yorker* erschienen war, löste das in mir eine regelrechte Panikattacke aus. Geschrieben hatte ihn die amerikanische Journalistin Elizabeth Kolbert. Sie hatte am eigenen Leib einen Ernährungstrend ausprobiert, der im Jahr zuvor in den USA erstmals für Begeisterungsstürme gesorgt hatte und kurze Zeit später auch in Deutschland zu einem breiten Phänomen werden würde: die paläolithische, oder kurz, »Paleo«-Diät.

Deren Grundidee war, dass unsere Verdauung auch 2,5 Millionen Jahre nach unserer Entstehung noch immer wie damals bei den Menschen in der Altsteinzeit tickt. Um das zu überprüfen, aß Kolbert zwei Wochen lang wie unsere Vorfahren, vor allem Fleisch, Nüsse, Beeren und Grünzeug. Getreide? Fehlanzeige. Getreide war eine Erfindung, um die wachsende Bevölkerung und ihren wachsenden Hunger zu stillen. Mit dem Zeitalter des Ackerbaus, das erst vor vierzehntausend Jahren begann, behauptete Kolbert in ihrem Erfahrungsbericht, sei die Sterblichkeitsrate in Rekordzeit gestiegen. Sie zog in ihrem Artikel etliche forensische Studien heran, die belegen sollten, dass unsere Körper, ja sogar unsere Hirne in dieser Zeit degenerierten. Getreide würde nicht nur Nahrung liefern, sondern sei zum Nährboden für Volkskrankheiten wie Fettleibigkeit und damit Diabetes, Bluthochdruck und Gelenkentzündungen geworden.

Der kausale Zusammenhang vom archaischen Leben der Höhlenmenschen und unserer Gesundheit heute erschien auch mir sofort glaubhaft. Zum einen, weil Elizabeth Kolbert bereits den *Pulitzer-Preis* für ein Buch bekommen hatte, zum anderen, weil ihre Argumentationskette schlüssig war. In jedem Absatz lieferte sie weitere Puzzleteile, die sich zu einem klaren Bild zusammensetzten und die mich zustimmend nicken ließen. Würde ein Steinzeitmensch heute durch einen Supermarkt streifen, er würde sich angesichts von Gummibärchen, Fitnessriegeln und Tiefkühlpizzas angewidert schütteln ... Ja, ja und ja. Und selbst die alten Fruchtsorten – nicht mehr wiederzuerkennen, bis zur Unkenntlichkeit kultiviert.

Bei der Paleo-Diät ginge es laut Kolbert nicht darum, das Rad der Zeit zurückzudrehen. Das sei gar nicht mehr möglich, weil es viele Tier- und Pflanzenarten von damals nicht mehr gäbe. Man müsse sich, so ihr Ratschlag, einfach vom heutigen Angebot inspirieren lassen, mit anderen Worten: keine industriell verarbeiteten Lebensmittel in den Korb legen, sondern nur Naturbelassenes.

Paleo lieferte mir gleich eine ganze Reihe an Gründen, weiterhin panisch Brot, Pasta, Pizza oder Zucker aus dem Weg zu gehen. Was mir gelegen kam. Denn meine heimlichen Gelüste auf Kohlenhydrate befielen mich vier Jahre nach der Ernährungsumstellung mit einer gewissen Regelmäßigkeit, geradezu mit einer Heftigkeit. Die Energie von Fetten und Proteinen reichte mir nicht. Ich hatte häufiger am Tag Gedankenzittern und Magengurgeln – es kam vom Hunger.

Doch schlimmer als der Hunger waren Selbsthass und Verachtung, wenn ich mir heimlich haufenweise Süßigkeiten reinschaufelte, um den Heißhunger zu stillen. Dabei hatte der Sportmediziner mich gewarnt. Ich solle mich immer satt essen. Aber ich wusste inzwischen gar nicht mehr, was ich überhaupt essen durfte, hatte längst mehrere Magenschleimhautentzündungen hinter mir, weil ich zu viel Fett und Eiweiß zu mir nahm. Hauptsache keine Kohlenhydrate.

Paleo spornte mich an, den Durchhänger zu überwinden. Viele Menschen kleben sich zur Motivation Weisheiten an die Kühlschranktür, befüllen ein »Jar of Greatness«, so sagt man zu einer Glasbüchse, in die man Zettelchen mit darauf notierten, heimlichen Wünschen steckt. Mir half das Getreide-Pandämonium, das Kolbert in meinen Kopf gepflanzt hatte. Der Verzehr von Grundnahrungsmitteln würde mich fortan zum Serienkiller machen! Jeder Bissen eines Brötchens würde so viele Nervenzellen abtöten wie ein Ecstasy-Rausch! Darauf wollte ich gern verzichten.

Ich zog aus Paleo neue Lehren, die meinen Speiseplan noch weiter schmälern, meine Gedanken beim Lebensmitteleinkauf tanzen lassen würden. Ich begann nun auch Milchprodukte argwöhnisch zu betrachten. Auch sie waren ja eine Erfindung der jüngeren Geschichte, sollen erst vor achttausend Jahren aufgetaucht sein. Aber noch entscheidender: Paleo war mein Kick-Start zum Intervallfasten. Spätestens damals gelangte ich zu der Überzeugung, dass all das, was ich praktizierte, wahr und gut und für mich die beste Lösung war. Und dass Aussehen und Gesundheit sich mit Paleo tatsächlich zum Besseren wandeln können. Ich nahm mit großem Schritt eine weitere Stufe zur Orthorexie.

Als ich 2014 dem Paleo-Stamm beitrat, war die Diät omnipräsent. 2013 war es die Diätform, die in den Vereinigten Staaten im Jahr 2013 am häufigsten gegoogelt wurde. Seither ist der »Paleo«-Algorithmus rückläufig, aber der Markt scheint davon unbeeindruckt. Im Jahr 2019 werden bei den Suchbegriffen »Paleo« und »Ernährung« fast vierhundertdreißig Ratgeber und Kochbücher in einer einzigen Online-Buchhandlung angezeigt.

Es existieren eigene Magazine, Konferenzen und Apps zu diesem Thema, ganz zu schweigen von Barfuß-Schuhen oder »Pottery Stools«, Tritthockern, mit denen man den Toilettengang des Urmenschen imitiert; man erhebt seine Füße, um den Körper in die Hock-Position des Höhlenmenschen zu bringen. In solche Absurditäten reihen sich Fensterpaneele ein, die das Großstadtlicht abschirmen und im Schlafzimmer die Höhle von Lascaux simulieren. Die amerikanische Firma »Indow« bietet so etwas an.

Überhaupt sind die USA ein Paleo-Paradies. In dortigen Supermärkten kann man stundenlang ganze Reihen mit Produkten ablaufen, die die Gütesiegel »Certified Paleo« oder »Paleo Friendly« tragen, sowie Splittersiegel, etwa ein Kuhsymbol, das für grasgefüttertes Weidefleisch steht. Fast tausend dieser Produkte soll es geben, alle müssen die Standards der Paleo-Diät erfüllen, die da lauten: kein Getreide, keine Milchprodukte, künstlichen Farbstoffe oder Konservierungsmittel.

In Deutschland hat kein Verband ein Paleo-Zertifikat ausgestellt. Die auch hier zahlreichen Anhänger dieser Diät müssen sich für die Ernährung ihrer Wahl anderweitig orientieren, am Glutenfrei-, Zuckerfrei-, Irgendwas-frei-Siegel.

Auch bei einem Streifzug durch diese neue Lebensmittelwelt würde der Höhlenmensch wohl nicht gerade begeistert zugreifen. Nicht bei industriell gefertigten Snacks wie Elchsalami-Sticks, Blumen-Mandel-Macarons oder getreidefreien Müslis und höchstwahrscheinlich auch nicht bei paleofreundlichem Vodka. Denn ja, den gibt es. Er darf nur aus Kartoffeln gebraut werden und nicht aus Roggen, Weizen oder Gerste. Die erlaubten Sorten heißen »Cold River« oder »Portland Potato Water« und kommen, wie der Trend selbst auch, aus den USA.

Wie konnte es nur zu diesem Produkt-Urknall kommen, die Steinzeit-Idee mit solch einer Wucht in jener neuzeitlichen Esskultur landen, die sich längst vom wilden Essen emanzipiert hat?

Paleo hat einen der glaubwürdigsten Protagonisten der Ernährungsgeschichte: den Urzeitmenschen. Auf ihn berufen sich die amerikanischen Gurus wie der Biochemiker Robb Wolf, die Ernährungswissenschaftlerin und Paleo-Kochbuchautorin Michelle Tam oder der Sportmediziner Loren Cordain. Alle drei hochausgebildete Wissenschaftler, was zeigt, dass die Thesenverkäufer der neuen Paleo-Lehre durchaus einen seriösen Hintergrund haben.

Als Erfinder der »Paleo«-Bewegung wird Loren Cordain gehandelt. Losgetreten hatte er sie mit einem Buch mit dem Namen *Paleo Diet*. 2005, als es auf den Markt kam, war es eines der ersten populärwissenschaftlichen Werke über die Steinzeit, das den Fokus auf die Ernährungsweise des Höhlenmenschen richtete.

Es hat sich bis heute hunderttausendfach verkauft und ist hierzulande unter dem Titel *Die Paleo Ernährung* gerade in einer überarbeiteten zweiten Auflage erschienen. Für viele Menschen ist es, wie ein User in einem Online-Shop schreibt, »das Urwerk von *dem* Fachmann schlechthin«.

Die Botschaft der Paleo-Gurus lautet: Es existiert eine ursprüngliche, universell gültige Ernährung. Die Gurus argumentieren, dass der Steinzeitmensch der Grund ist, warum es uns gibt. Er ist die Blaupause für unser Leben, für unser Verdauungssystem. Alles, was für ihn gut war, muss auch für den modernen Menschen gut sein.

Ein wahrhaftigeres Testimonial ist wohl schwerlich zu finden. Zumal in einer Zeit, in der Ernährung mit so vielen widersprüchlichen Thesen behaftet ist.

Ein schönes Beispiel für das ewige Hin und Her von Ernährungsstudien ist das Hühnerei. Es ist schon von allen möglichen Ideologien verunglimpft worden. Vor einigen Jahren wurde es noch als tödliches Cholesterin-Gift gehandelt und für alle möglichen Herz-Kreislauf-Erkrankungen zur Verantwortung gezogen.

Vor allem das Eigelb wurde verteufelt. Zu viel Fett, zu viel

Cholesterin. In den Großstädten sah man plötzlich Menschen in Restaurants, die unleidenschaftlich ihr Eiweiß-Omelette mit Messer und Gabel zerteilten.

Inzwischen räumt die Ernährungswissenschaft ein: so schlimm sei es wohl doch alles nicht. Im Gegenteil. Ein spezifisches Cholesterin im Ei soll sogar sehr gesund sein.

Weil die Forschung immer wieder viele ihrer Ratschläge revidiert, sind die Konsumenten verunsichert. Und fragen sich, was dagegen spricht, die Empfehlungen getrost in den Wind zu schreiben und einfach das zu essen, was ihnen schmeckt. Die allgemeine Verwirrung ist groß. Die Steinzeit-Theorie hingegen beruft sich auf eine beruhigend einfache Formel, die für jeden leicht verständlich ist.

Sie stützt sich auf eine These, die vor mehr als dreißig Jahren im US-amerikanischen Fachmagazin *The New England Journal of Medicine* von einer Forschergruppe entwickelt wurde: Dass der Mensch der Frühzeit für viele hunderttausend Jahre lang perfekt an seine Umwelt angepasst war.

Die Autoren weisen damals durchaus darauf hin, dass sich weder in der Steinzeit noch bei Naturvölkern die *eine*, besonders gesunde Ernährungsform finden lässt. Der Mensch soll von Natur aus ein Allesfresser gewesen sein.

Trotz dieser Erkenntnis waren sich die Forscher der Paleo-Studie einig, dass die Essgewohnheiten der unterschiedlichen Jäger-und-Sammler-Kulturen auffallende Gemeinsamkeiten aufwiesen, und leiteten daraus Regeln ab, die bei den Verfechtern der Diät bis heute Gültigkeit haben.

Besonders gut angepasst sei der Mensch an solche Kost, die gejagt oder gefischt werden kann, mageres Fleisch und Meeresfische, und auf jene, die gesammelt werden kann, Beeren, Pflanzen, Kräuter, Nüsse, Insekten und Pilze. Im Vergleich dazu, werfen Cordain & Co. ein, stammt die westliche Ernährung zu siebzig Prozent aus Kalorien, die es in der paläolithischen Ära nie gegeben hat: Zucker und pflanzliche, gehärtete Fette, Milch, und natürlich verarbeitetes Getreide. Alles Gift für den Menschen ...

Auf mich übte die Beschwörung des Ursprünglichen unwiderstehlichen Reiz aus. Und so schenkte ich nur allzu bereitwillig den Paleo-Priestern Glauben, als sie diese neue Art der Ernährung propagierten.

Zum einen war auch sie testosterongeladen. Mit dem Bild des ungezähmten Höhlenmanns fühlte ich mich in meiner Männlichkeit bestätigt. Zum anderen konnte ich auf den Webseiten der Gurus lesen, wie athletisch ich mithilfe der Steinzeit-Diät werden könnte, und ich erfuhr, dass man damit Leiden des modernen Menschen wie Konzentrationsstörungen, Müdigkeit und Verdauungsprobleme loswurde.

Und war es nicht so? Fuhr mir nach Steak mit Brokkoli nicht plötzlich wieder neue Energie in den Körper? Löste sich das Zittern und Verknotete der Gedanken nicht in Luft auf?

Wahrscheinlich war sogar zweitrangig, ob es an der Paleo-Kost lag oder nicht. Neue Regeln zu haben stärkte meine innere Sicherheit. Und es war auch rückversichernd, zu einem Bund der Eingeweihten zu gehören. Wie man auf Promi-Blogs lesen konnte, zählten gesunde, überirdisch schöne und berühmte Menschen wie Hollywood-Schauspieler Matthew McConaughey, Channing Tatum oder Kanye West zu meinem Club.

Es musste etwas dran sein an diesem von allen Seiten geprüften Allheilmittel.

Inzwischen mehren sich archäologische Belege, dass es die eine universelle Ernährungsform bei unseren Vorfahren nie gegeben hat. Besonders neuere Studien, die im amerikanischen Fachblatt *Proceedings of the National Academy of Sciences* veröffentlicht wurden, weisen darauf hin, dass der Mensch eine der wenigen Primatenarten ist, die sich neue Ressourcen erschlossen. Je nach Zeit und Region waren die Ernährungsgewohnheiten der Frühzeitmenschen sehr unterschiedlich.

Die Esskultur der Naturvölker zeugt noch heute davon, wie sehr die Ernährung geografisch geprägt ist. Die in Sibirien lebenden Tschuktschen etwa essen fast nur Fisch und Walrossfleisch, weil auf Permafrostböden kaum Pflanzen zu finden sind. Im kurzen Sommer sammeln sie pflanzliche Nahrungsmittel, Beeren, Pilze oder Sauerampfer. Flechten, die für sie ungenießbar sind, pulen sie sich aus dem Darm von erlegten Rentieren.

Ein ganz anderes Bild zeigt sich bei einigen afrikanischen Gemeinschaften, deren Nahrung aus Wurzelknollen wie Yams und Maniok besteht.

Tatsächlich soll insbesondere beim Gehirnwachstum, einem wichtigen Schritt in der Evolution, nicht nur Fleisch eine Rolle gespielt haben, wie die Gurus behaupten, sondern eine Nährstoffgruppe, die die Paleo-Gurus allesamt verteufeln, eine besonders große: die Kohlenhydrate. Entgegen der Aussage von berühmten Gurus, dass die Urzeit-Ernährung bis zu fünfzig Prozent aus Fleisch bestand, sollen sich die ersten Hominiden-Arten, die vor zwei bis viereinhalb Millionen Jahren Afrika besiedelten, sogar hauptsächlich von kohlenhydratreicher Pflanzenkost wie Rinden von Sträuchern, Wurzeln oder Knollen ernährt haben. Darauf weisen die Fossilien des weltberühmten »Australopithecus afarensis« Lucy hin. Sie hat ausgeprägte Backenzähne und einen dicken Schmelz, was darauf schließen lässt, dass sie mit ihren Zähnen Getreide zermalmte.

Noch stichhaltiger sind die Beweise, dass der Mensch schon immer Getreide aß, die mithilfe einer neuen Isotopen-Analyse gefunden wurden. Die archäologische Genforscherin Christina Warinner, Leiterin der Forschungsgruppe für Menschheitsgeschichte am Max-Planck-Institut Jena, konnte mit einem eigens entwickelten DNA-Verfahren im Zahnstein von Neandertalern und Steinzeitmenschen nachweisen, dass sie hauptsächlich Bohnen, Knollen und, ja, Gerste verspeisten.

Getreide stand laut Warinner wohl schon lange vor der neolithischen Revolution auf dem Speiseplan des Menschen. Forscher entdeckten in dreißigtausend Jahre alten europäischen Fundstätten – also zwanzigtausend Jahre vor der Agrarrevolution – Kornreste in Mahlsteinen, womöglich stellten die Homininen eine Art Mehl her.

Auch niederländische Archäologen fanden an fossilen Zähnen und Steinwerkzeugen von vor rund vierzigtausend Jahren Getreidereste, weit vor der Erfindung des Ackerbaus. Sie können auch vom Verzehr von Tieren stammen, die Gräser verspeisten. Schnittspuren an Knochen belegen, dass sie im Gegensatz zum Menschenaffen Fleisch nutzten. Der unter Paleo-Anhängern beliebte Mythos, dass der Speiseplan des Höhlenmenschen lediglich aus dem, was er jagen konnte, magerem Fleisch und Fisch, oder allem, was er sammeln konnte, Beeren, Kräutern, Nüssen, Insekten und Pilzen, bestand, ist also weit entfernt von der prähistorischen Wirklichkeit. Und in Wahrheit ist auch Paleo nichts weiter als eine South-Beach-Diät im Mammutfell.

Die Ernährungsgeschichte des Steinzeitmenschen ist darin dem Zeitgeist angepasst. Nach den heute populären Vorstellungen einer kalorienreduzierten und naturbelassenen Ernährung gefiltert. Unserem Urahn werden buchstäblich Dinge in den Mund gelegt, die vielmehr dem Low-Carb-Zeitgeist unserer Tage entsprechen. Wir jubeln ihm glutenfrei, laktosefrei, zuckerfrei unter, weil *wir* Angst davor haben. Er hatte damals gar keine andere Wahl, als alles zu essen, was er in die Hände bekam.

Das hinderte viele Menschen nicht daran, Paleo noch über Low-Carb zu stellen. Es hinderte mich nicht daran. Warum? Weil Paleo ein mächtigeres Storytelling hatte als die Geschichten von Robert Atkins oder Henry Geyelin. Es hatte den Steinzeitmenschen als evolutionär geprüften Ernährungs-Coach.

Besonders in einer Sache könnte man ganz sicher Vertrauen in ihn haben: dem zeitweiligen Fasten. Schließlich waren Hungerphasen Teil seines Lebens. Erstaunlich viele Menschen, auch solche, die sich nicht als Paleo-Anhänger bezeichnen würden, folgen dieser Theorie und setzen beim Essen zwischendurch aus, siehe auch der Fernseharzt Eckart von Hirschhausen. Man kann alternierend fasten, also einen Tag essen, den darauffolgenden nicht. Oder eine Mahlzeit auslassen. Das Ziel ist dasselbe: Man imitiert eine Fastenkur. Deswegen nennt man das Intervallfasten auch »Fasting mimicking diet«. Es soll die Blutdruck- und Laborwerte verbessern, lebensverlängernd wirken. Belegt ist dies wissenschaftlich noch nicht. Dafür muss der Frühzeitmensch herhalten.

Eine Spielart wird besonders gern mit dem prähistorischen Ernährungsmuster verargumentiert: Die »5-zu-2«-Diät. Dabei langt man eine Zeitlang ohne Kalorienzählen zu und nimmt dann zwei Tage nur noch fünfhundert bis sechshundert Kilokalorien zu sich. Darüber hinaus sollen kohlenhydratreiche Lebensmittel wegfallen. Durchaus ein versöhnlicher Mittelweg, könnte man meinen.

Doch genau genommen bedeutet diese Diät fünfundsiebzig Prozent weniger Kalorien an zwei Tagen. Das war selbst für mich Essgestörten schwer. Als ich mit Paleo anfing, hatte ich mein Tiefstgewicht erreicht, siebzig Kilogramm. An zwei Tagen nicht zu essen, war rein physisch nicht möglich. Aber trotzdem fastete ich. Ich hielt es wie Hirschhausen und strich eine Mahlzeit am Tag. Mein Mittagessen wurde zum ersten Frühstück. An meinem Gewicht änderte das nichts, aber ich fühlte mich überlegen. Ich hatte immer noch die Kontrolle über meinen Körper, über mein Leben.

Auch wenn Menschen wie Hirschhausen oder der Hollywood-Schauspieler Benedict Cumberbatch den Erfolg von intermittierendem Fasten im Namen der Steinzeit proklamieren, hat das Argument von der evolutionären Programmierung unseres Stoffwechsels auf Hungerperioden einen Haken. Der Frühzeitmensch soll eine Lebenserwartung von fünfundzwanzig Jahren gehabt haben. Er wurde meist von Infektionen oder Raubtieren getötet, bevor er an Altersleiden sterben konnte. Aber eben auch Hungersnöte rafften ihn dahin. Es ist keinesfalls so, dass er darauf angepasst war, längere Zeit nichts zu essen. Er hatte einfach keine andere Wahl.

Im Grunde genommen folgt die Paleo-Theorie dem altbekannten nostalgischen, ergo vollkommen unwissenschaftlichen Denkmuster: Früher war alles besser. Die Essweise des Höhlenmenschen, wie sie heute in Magazinen, Ratgebern und im Internet verbreitet wird, entspricht nicht der wahren Geschichte. Tatsächlich handelt es sich um eine Paleo-Fantasie. Die amerikanische Anthropologin Leslie Aiello beschrieb mit diesem Begriff das Phänomen, dass die Erkenntnisse über die menschliche Evolution auf mageren, fossilen Belegen beruhen.

Man könnte den Begriff aber auch so verstehen, dass die Wissenslücke nicht nur Raum für naturwissenschaftliche Interpretationen frühzeitlichen Lebens bietet. Sie ist auch Ort für eine andere Fantasie: Unsere Sehnsüchte nach der guten alten Zeit. Und sie reichen manchmal gar nicht so weit zurück.

Unschuld vom Land

Viele Menschen hierzulande glauben an ein bäuerliches Ideal, daran, dass Felder von Hand umgegraben werden, Kühe auf der Weide stehen sollten. Das halten sie für bodenständig, tief verwurzelt und gesund. Bei allen tagtäglichen Widersprüchen gibt ihnen das Bild vom einfachen Leben ein Gefühl der Kontrolle zurück. Deshalb wollen sie es neben ihrem komplexen Alltag zumindest für einen Moment lang heraufbeschwören. De facto existiert es kaum noch. Wir leben in einem Land, in dem nur noch fünf Prozent der Bevölkerung in der Landwirtschaft arbeiten – vor hundertdreißig Jahren waren es noch achtzig. In einem Land, in dem hundertsiebzigtausend Lebensmittelprodukte in den Regalen aufgereiht werden, was es den Konsumenten immer schwieriger macht, den Überblick zu behalten. Die Lebensmittelindustrie ist unser viertgrößter Wirtschaftszweig. Worüber wir aber nur nachdenken, wenn wieder einmal gepanscht, getrickst oder ein Produkt zurückgerufen wird. Unsere Supermärkte werden geräusch- und reibungslos beliefert, kaum ein Mensch weiß, wie die Produktionsbedingungen bis zu diesem Punkt ausgesehen haben. Klar, dass deutlich mehr als die Hälfte der deutschen Bevölkerung der Industrie, die sie herstellt, wenig bis gar kein Vertrauen entgegenbringt. Viele Menschen sehnen sich nach mehr Lebensmittelsicherheit. Gleichzeitig aber stehen zwanzig Prozent der Verbraucher den technischen Errungenschaften der Ernährungswirtschaft negativ gegenüber. Als Täuschungsmanöver für den verängstigten Konsumenten denken sich Marketing-Menschen Namen aus, die Natürlichkeit suggerieren. Im Kühlregal von Supermärkten stehen Säfte, die »Innocent« heißen, also »Unschuld«, und doch sind sie industriell verarbeitet.

Selbst besonnenen Ernährungsexperten ist abgepacktes Essen suspekt. Im *Zeit Magazin* rief der Ernährungsmediziner David Katz dazu auf, möglichst wenig industriell verarbeitete Lebensmittel zu essen, mit der Begründung, dass sie die Lebenszeit verkürzen. Der amerikanische Food-Journalist Michael Pollan forderte in einem *Spiegel*-Interview, »echtes Essen« zu essen, das ein »echter Mensch kocht«. Aus einem seiner Bücher stammt auch die Warnung, dass man nichts essen solle, was die eigene Urgroßmutter nicht als Essen identifiziert hätte. Dabei war es genau jene Generation, die sich äußerst ungesund ernährt hatte, da sie noch nicht um die Bedeutung von Vitaminen wusste. Darüber hinaus gibt es bis heute keine Beweise, dass Fertigprodukte gesundheitsschädlich sind. Ganz im Gegenteil: Durch strenge Lebensmittelgesetze ist das Essen in Deutschland heute von einer so hohen Qualität wie noch nie zuvor. Und doch sorgt man sich um Gen-Soja, Maissirup und ein Transatlantisches Freihandelsabkommen, kauft reflexartig »regionales« Convenience- und Fast-Food, weil regional ja Vertrauenswürdigkeit impliziert. Man träumt sich in die gute, alte Zeit, als alles noch naturbelassen und einfacher war.

Wenn ich von meiner Wohnung in Berlin Mitte aus dem Fenster schaue, fällt mir das *Hameau de la reine* ein. Im 18. Jahrhundert ließ sich die französische Königin Marie Antoinette in Versailles dieses »Hameau«, ein perfektes, kleines Bauern-Dorf mit Weiler und Mühle, anlegen. Wenn sie dort war, machte Marie Antoinette sich als Schäferin zurecht, harkte den Boden mit echtsilbernen Rechen und sammelte frisch gelegte Eier in entzückenden Porzellan-Eimerchen. In ihrer Welt des Überflusses sehnte sie sich nach einem malerischen Refugium, in dem sie »das einfache Leben« genießen könnte. Das Anwesen war eine Karikatur der Wirklichkeit, ein durch und durch künstliches Ensemble mit Bauern-Komparsen und Folklore-Firlefanz. Hinter den Fachwerkfassaden waren die Häuser ausgestattet wie Paläste.

Eine ähnlich stilisierte Landpartie spielt sich vor meiner Haustür ab. Ich blicke in ein Gemüsefeld. Von meinem Esstisch aus kann ich beobachten, wie zivilisationsmüde Menschen Gemüsebeete mit Zucchinigewächsen, Strauchtomaten oder Salatköpfen bestellen, das Ganze mutet wie eine Bauern-Szenerie auf einem Gemälde Gustave Courbets an. Die Ironie: Das Gemüsefeld befindet sich auf dem Gelände eines Heizkraftwerks. Und nach der Gartenarbeit steigen die Großstadt-Gärtner wieder in ihre SUVs und hören auf der Fahrt einen Podcast über Bitcoins oder das Silicon Valley. Andernorts besuchen die Bewohner von Großstädten ein »Farm-to-Table«-Restaurant, in dem die Eier für den Sonntags-Brunch aus dem hauseignen Hühnerstall direkt in Küche gereicht werden. Vom Tisch aus kann man das aufgeregte Gegackere längst vergessener Hühnerrassen hören und sich so richtig naturverbunden vorkommen.

Wir sehnen uns zurück zu jener vermeintlichen kulinarischen Ursprünglichkeit, als der Mensch noch eins war mit der Natur. Tatsächlich blenden wir gerne aus, wie schwer die Menschen es in früheren Zeiten mit ihrer Ernährung hatten. Bis Ende der vierziger Jahre herrschten in Europa immer wieder große Hungersnöte. Hierzulande liegt die letzte Not gerade mal ein gutes halbes Jahrhundert zurück, der Hungerwinter im Jahr 1946. Auch wer insgeheim von der Steinzeit-Romantik träumt, gibt sich einer Illusion hin. Die Nahrungsbeschaffung der Höhlenmenschen muss man sich als äußerst stressig vorstellen; eine mühevolle Suche nach Knollen, Samen und Insekten, die man sich ohne Zögern in den Mund stopfte, um halbwegs satt zu werden. Für Großwildfleisch mussten sie die Beute viele Kilometer vor sich hertreiben, bis sie die Tiere erlegen konnten. Viele Pflanzen waren für den Steinzeitmenschen unverdaulich. Um sich nicht den Magen zu verderben, verzehrten sie einen vorverdauten Pflanzenbrei, den sie aus dem Darm erlegter Tiere pulten.

Dabei wählt man aus dem Mythos, dass früher alles besser war, aus, was einem passt. Als Gesellschaft würden wir nie auf die Idee kommen, uns an einer längst vergangenen Zeit zu orientieren, in der eine Frau im Alter von sechzehn Jahren Kinder bekam, weil man da am fruchtbarsten war. Warum gelten bei unserer Ernährung andere Regeln? Weil hier »Früher« zur Metapher für die eigene Gesundheit wird, zum Leitfaden des Lebens. Alles Alte gerät zum Wertvollen. Das handgemachte Natursauerteigbrot vom Biobäcker nach traditionellem Rezept, auf dem pestizidfreien Feld gereifte Heirloom-Tomaten oder mit naturbelassenem Weidegras gefütterte Rinder. Zurück zu den Wurzeln, einmal mehr.

Eine Spur der Verwüstung

Wer krampfhaft mit einer bestimmten Methode versucht, schlank zu bleiben, verliert häufig die Realität als Bezugsgröße. Schließlich bedeutet die Idealisierung einer bestimmten Ernährung auch, Dinge wider besseres Wissen zu tun. In einer Kultur wie der unseren, die Verzicht gegen Genuss ausspielt, entstehen auf die Art immer abstrusere Essenstabus. Bis wir uns schließlich einbilden, spezifische Inhaltsstoffe von spezifischen Lebensmitteln nicht mehr zu vertragen. Etwa Laktose, Gluten oder Histamin. So weit kam es auch bei mir.

Als ich das erste Mal davon hörte oder las, man solle keinen Weizen, Roggen oder Dinkel essen, weil darin das Klebereiweiß »Gluten« stecke, passierte in meinem Kopf genau das, was das Wort beschrieb; ich malte mir aus, dass sich dieser Stoff genauso in meinem Körper verhalten würde, dass er wie ein Klebstoff meinen Darm verkleistert.

Dass ich mir vorstellte, die Eigenschaft des Essens würde auf mich überspringen, ist nichts, das nur für einen Orthorektiker gilt. Es ist etwas zutiefst Menschliches.

Es war der französische Sozialwissenschaftler Paul Rozin, der in einer Studie herausgefunden hatte, dass der Mensch dazu neigt, Essen als essentialistisch zu betrachten. Dass es also, unabhängig davon, wie es konzipiert oder beschrieben wird, kontingente, naturgegebene Eigenschaften hat.

Rozin hatte für die Studie Hochschulstudenten von einem frei erfundenen Stamm erzählt, der Schildkröten für ihr Fleisch jagt und Wildschweine für ihre Borsten. Nach ihren Eigenschaften gefragt, glaubten die Studenten, die Stammesmitglieder seien hervorragende Schwimmer. Als der Forscher ihnen erzählte, dass derselbe Stamm Schildkröten für ihre Panzer nutzt und Wildschweinfleisch isst, schrieben sie den Angehörigen kriegerische Fähigkeiten zu. Daraus schlussfolgerte Rozin, dass wir Essen eben essentialistisch wahrnehmen und dass wir daher glauben, die Eigenschaften unseres jeweiligen Essens gehen auf uns über. Auch wenn wir wissen, wie unsinnig das eigentlich ist.

Ich kam folglich nicht nur wegen des Wortes Klebereiweiß auf die absurde Idee, mein Darm würde von Gluten verkleben. Es war die Beschaffenheit von Gluten. Bei meiner Recherche erfuhr ich, dass Gluten dafür sorgt, dass ein Teig dehnbar und elastisch wird. Gluten bildet sich aus Proteinen, die in gemahlenen Getreidekörnern stecken, sobald diese mit Wasser in Berührung kommen; es verwandelt Mehl in eine gummiartige, klebrige Masse. Ich bekam seither folgendes Bild nicht mehr aus meinem Kopf: Wie mich Gluten träge und sukzessive dick machen würde, bis ich schließlich ein Teigmensch wäre.

Bestätigt wurde ich in meiner Wahnvorstellung dadurch, dass es ein echtes Krankheitsbild beim Verzehr von Gluten gab. Im Unterschied zu den auch mir zweifelhaft vorkommenden Botschaften auf den Gesundheits-Blogs fand man auf anerkannten Plattformen wie der Vereinsseite der *Deutschen Zöliakie Gesellschaft* nackte Fakten.

Menschen mit Zöliakie, wie man zu einer Gluten-Unverträglichkeit sagt, leiden an schwerwiegenden Verdauungsbeschwerden; Bauchgrummeln, Durchfall, einem steinharten Blähbauch. Sie können das Getreideprotein nicht verdauen. Einer von hundert Menschen soll hierzulande davon betroffen sein.

Ich zählte nicht zu diesen Menschen, das wusste ich aus einem Befund. Nach mehrfachen Gastritis-Erkrankungen ließ ich im Sommer 2014, also kurz nachdem ich auf den *Paleo*-Artikel gestoßen war, eine Magenspiegelung machen. Um auszuschließen, dass meine geschilderten Beschwerden von einer Gluten-Intoleranz rühren könnten, machte der Arzt zur Feststellung auch eine Dünndarmbiopsie. Ich hatte danach absolute Gewissheit. Weder war meine Dünndarmschleimhaut chronisch entzündet, noch zeigte sie einen Hinweis auf eine immunologische Reaktion. Ich hatte keine Unverträglichkeit. Das hinderte mich nicht daran, eine Verdauungsmelancholie zu entwickeln.

Es ist hierzulande fast unmöglich, noch nichts von den vermeintlichen Gefahren von Gluten gehört zu haben. Wer in Berlin in einem Coffee-Shop sitzt, kann sie nicht überhören, die häufig gestellte Frage: »Ist da Gluten drin?« Auch wer nur die Zeitung aufschlägt oder ein Wochenmagazin, auf Lifestyle-Blogs scrollt oder einen Podcast über Ernährung hört, muss den Eindruck bekommen, dass der Mensch von heute ein gravierendes Problem mit Gluten hat.

Man kann den Beginn davon in der modernen Diät-Kultur ausmachen, als Lebensmittel plötzlich damit beworben wurden, was *nicht* in ihnen enthalten ist: Fett, Cholesterin, Zucker. Bei keinem dieser Stoffe konnte man bisher nachweisen, dass er tatsächlich negativ für die Gesundheit ist. Bei Unverträglichkeiten existiert der medizinische Befund, dass bestimmte Stoffe Unheil anrichten können. Wenn sie einmal im Verdauungssystem angekommen sind, hinterlassen sie eine Spur der Verwüstung. Nur leiden in Deutschland gar nicht so viele Menschen unter einer Gluten-Unverträglichkeit. Wie gesagt, nur jeder Hundertste soll betroffen sein, das sind gerade mal achthunderttausend Menschen. Es wird im Verhältnis derart häufig über Lebensmittelunverträglichkeiten berichtet, dass der Eindruck entsteht, es sei in jedem Falle gesünder, Produkte zu kaufen, die frei von allem nur Möglichen sind: zuckerfrei, ohne Konservierungsstoffe, nussfrei, frei von Laktose, fruktosearm. Und so eben auch: glutenfrei.

Vor ein paar Jahren noch konnte man dieses Siegel fast ausschließlich in den Diätecken von Reformhäusern entdecken, heute findet man es auch im Supermarkt um die Ecke. Wer genau hinsieht, findet gleich mehrere Regalreihen mit glutenfreien Nudeln und Schokokuchen, dazu Würste, Fischkonserven und Bier. Selbst von Natur aus glutenfreie Nahrungsmittel wie Butter, Parmesan oder Schinken stehen mittlerweile bei den Ohne...-Produkten. Auf immer mehr Verpackungen von Lebensmitteln, die frei vom Klebereiweiß sind, klebt das Symbol der durchgestrichenen

Ähre. Unerheblich, dass die wenigsten Konsumenten tatsächlich darunter leiden; sie *wollen* es glauben, und die Industrie beliefert und nährt diesen Glauben, indem sie beispielsweise die glutenfreien Produkte in der Nähe der Bio-Produkte aufreiht. Weshalb der Kunde zusätzlich an deren gesundheitsfördernde Qualität glauben darf.

Ein Seismograf für weltweite Ernährungstrends ist das Flugzeug-Essen. Bis vor ein paar Jahren galt noch: Wenn jemand auf einem Langstreckenflug ein spezielles Menü vorbestellt hatte, war er meist Koscher-Esser, Allergiker oder Vegetarier.

Wer heute auf einem Überseeflug sitzt, wird beobachten, wie die Flugbegleiter vor dem eigentlichen Mahlzeitenservice einer großen Gruppe von Menschen ihr Sonderessen servieren. Auf Nachfrage bei der Lufthansa ist zu erfahren, dass heute besonders asiatisch-vegetarische, vegane und koschere Essen gefragt seien. Ein deutliches Wachstum verzeichne aber auch die Nachfrage an glutenfreien Gerichten. Tatsächlich hat sich die Anzahl dieser speziellen Nachfrage auf Lufthansaflügen zwischen 2012 und 2017 mehr als verdoppelt. Auch wenn man einbezieht, dass die Passagierzahl insgesamt auch angestiegen ist, bleibt eine sehr deutliche Tendenz. Bei der amerikanischen Fluggesellschaft American Airlines heißt es, dass im ersten Halbjahr 2018 die Vorbestellungen der Sonderessen im Vergleich zur selben Zeit im Vorjahr um 66 Prozent gestiegen sind; an der Spitze stehen vegane und glutenfreie Gerichte. Auffällig ist ebenso, dass die junge Fluglinie von Air France, Joon, gar nicht mehr zwischen regulärem und besonderem Essen unterscheidet. Dort bietet man ausschließlich vegane Quinoa-Bowls und grüne Säfte an – alles von Natur aus ohne Gluten.

Lässt sich der Niedergang auf einen Ausgangspunkt fixieren? Im Sommer 2011 wurde der Verzehr von Getreide zum ersten Mal öffentlich verunglimpft. Da erschien das Buch *Wheat Belly* auf dem Markt. Darin stellte der US-amerikanische Kardiologe William Davis die Diagnose, Gluten führe zu Fettleibigkeit, Haarausfall, Asthma, Multipler Sklerose und Schizophrenie. Vielen Menschen schien dieses Droh-Szenario einleuchtend. In den USA liegt die verkaufte Auflage mittlerweile bei mehr als einer Million Exemplaren. Die deutsche Ausgabe *Weizenwampe* hat bei Amazon schon über 600 größtenteils begeisterte Rezensionen erhalten. Im Herbst 2013 wetterte dann ebenfalls ein amerikanischer Mediziner, der Neurologe David Perlmutter, gegen Weizen. In einem Buch mit dem Namen *Brain Grain,* was im Vergleich zur deutschen Übersetzung *Dumm wie Brot* geradezu poetisch klingt, warnt der Arzt: »Modernes Getreide zersetzt das Gehirn.« Und weiter: »Das, was viele Menschen als unverzichtbaren Bestandteil der Ernährung schätzen, bezeichne ich als Terroreinheit.« Vier von zehn Menschen, so Perlmutter, schlüge es auf die Gesundheit, und alle anderen sollten sich ebenfalls hüten. Wovor genau? Der Neurologe schreibt, dass »diese Ernährung Krankheiten den Weg bereitet, wie chronischen Kopfschmerzen, Schlafstörungen, Angstzuständen, Depressionen, Epilepsie, Koordinationsschwierigkeiten«, sowie zu »geistigen Aussetzern« führe.

Der Grund für die eigene Schusseligkeit war nun also amtlich: Gluten.

In der Zwischenzeit hatte sich ein wahrer Gluten-Sturm zusammengebraut. Im Frühjahr 2012 kursierte in den sozialen Medien ein Tweet der amerikanischen Sängerin Miley Cyrus. Darin verkündete die Pop-Prinzessin – von »Forbes« kurz zuvor neben Beyoncé und Rihanna zu einer der bestverdienenden Musikerinnern der Welt gekürt – ihren vierzig Millionen Twitter-Fans die Botschaft, seit sie den »Mist« Gluten weglasse, ginge es ihr prächtig und wie sich ihre Haut seitdem verbessert habe, sei »erstaunlich«. Cyrus, dank ihrer modischen Wandlungsfähigkeit eine Stil-Ikone, wurde auch mit ihrer glutenfreien Ernährung zur Trendsetterin. Ihr folgten das deutsche Model Claudia Schiffer, die 2014 in zahlreichen Interviews behauptete, die glutenfreie Ernährung sei gut für ihr Haar, und der Tennisstar Novak Djoković, der zeitgleich in einem Ratgeber mit dem Titel *Siegernahrung* die Nachricht raushaute, erst der Verzicht auf Gluten hätte ihm zu Höchstleistung verholfen.

Damals wirkte das Phänomen Gluten-Ächtung noch frisch und vorlaut. Jeder, der Teil der Anti-Gluten-Bewegung war, konnte sich noch als Avantgarde und etwas Besonderes fühlen. Mittlerweile ist die Gluten-Angst im Mainstream angekommen. Auch in Deutschland ist längst eine wachsende Anzahl Menschen davon überzeugt, dass sie Gluten nicht verträgt und dass der Verzehr von Brot, Pasta oder Kuchen bei ihnen zu Müdigkeit, Unwohlsein und eben geistiger Umnebelung wie bei einem Drogenrausch führt. Um es in Zahlen auszudrücken: Zwischen 2010, also kurz bevor *Weizenwampe*-Autor William Davis seine Anklageschrift herausbrachte, und 2017, nachdem auch die Prominenten gegen das Klebereiweiß zu Felde gezogen waren, stieg der Umsatz glutenfreier Produkte hierzulande von neununddreißig Millionen auf 138 Millionen. Wann und warum wurde es uns hierzulande zu viel des Glutens?

Aber bitte mit ohne

Wer die Menschen in Deutschland fragt, worauf sie beim Lebensmitteleinkauf besonders achten, geben zweiundvierzig Prozent von ihnen an, Produkte zu wählen, die frei von Zucker, Laktose oder Fruktose sind. Auf Gluten verzichten neun Prozent. Dieser Entwicklung steht die schiefe Zahl 0,9 gegenüber. So viel Prozent der Menschen in diesem Land, schätzt das Robert-Koch-Institut, leiden tatsächlich unter einer Unverträglichkeit.

Viele Menschen halten Unverträglichkeiten häufig für Allergien. In Wahrheit sind sie ein genetischer Enzymdefekt. Im Gegensatz zur Lebensmittelallergie, die plötzlich auftritt und wieder verschwindet, ist eine Intoleranz angeboren und bleibt ein Leben lang. Bei der Laktose-Intoleranz etwa mangelt es im Dünndarm am Enzym Laktase, das den Milchzucker aufspaltet und verdaulich macht. Gelangt dieser unverdaut in den Dickdarm, vergärt er und löst Übelkeit, Kneifen und Durchfall aus. Auch die Zöliakie ist genetisch bedingt. Ihre Reaktion kommt der einer Autoimmunerkrankung gleich: Abwehrzellen greifen die Gluten-Moleküle an und schädigen dabei auch die Darmschleimhaut. Da der Körper einen Großteil der Nährstoffe aus dem Verdauungstrakt aufnimmt, können die betroffenen Menschen ihr Essen nicht mehr ausreichend verwerten. Sie magern ab, leiden an Müdigkeit, Durchfällen und diversen Mangelerscheinungen.

Ob man wirklich betroffen ist, lässt sich verblüffend leicht herausfinden. Bei einer Laktose-Intoleranz reicht ein Atemtest beim Arzt. Liegt eine Unverträglichkeit vor, lassen sich Wasserstoffgase ermitteln. Sie werden beim Vergärungsprozess ausgedünstet. Etwas aufwendiger ist die Ermittlung einer Gluten-Intoleranz. Sie lässt sich wie gesagt mit einer Biopsie vom Dünndarm ermitteln. Eine Propofol-Narkose und einen kleinen Zwacken später hat man auch hier eine Diagnose. Ein Antikörper-Bluttest verschafft zusätzliche Klarheit. Da Unverträglichkeiten angeboren sind, breiten sie sich im Unterschied zu Allergien wenn überhaupt nur sehr langsam, über Generationen hin aus. Unverändert leidet rund ein Drittel der Menschen hierzulande unter einer Nahrungsmittelunverträglichkeit. Jeder fünfte Deutsche reagiert auf Laktose, jeder dritte auf Fruchtzucker, den geringsten Teil machen Menschen aus, die an einer Gluten-Zöliakie leiden.

Bezeichnend ist, dass die Lebensmittelkette »Rewe« trotz dieser sehr konstanten Statistik im Frühjahr 2012 die Eigenmarke mit dem Namen »frei von« eingeführt hat. Man kann in fast allen Filialen Backmischungen, Aufbackbrötchen oder Tomatenspaghetti kaufen, »für den unbeschwerten Genuss«. Über vierzig Produkte findet man im Sortiment, alle ohne Gluten oder Laktose. Folgerichtig fand man erst kürzlich in einer Umfrage heraus, dass beispielsweise 94 Prozent der Käufer von glutenfreien Produkten gar keine Probleme mit dem Stoff hatten. In Deutschland verzichten immer mehr Menschen bewusst auf Lebensmittel mit Laktose oder Gluten. Sie sind sogar bereit, bis zu 2,4 Mal mehr für Ohne...-Produkte zu bezahlen. Obwohl die Mehrheit von ihnen es eigentlich nicht müsste, weil sie kerngesund sind. Grund zur Sorge haben sie nicht. Und doch ist Gluten zum Feindbild des modernen Essers geworden. Warum nur?

Der bereits erwähnte französische Sozialwissenschaftler Paul Rozin entdeckte nicht nur, dass Menschen die Eigenschaften ihres Essens auf sich selbst beziehen. Er beobachtete ein weiteres Phänomen, das er den »monotonen Trugschluss« nannte: Menschen, denen gesagt wird, dass eine große Menge von einer Sache schädlich sei, glauben, dass schon wenig davon ungesund wäre. Diesen Deutungsrahmen entdeckt man in gewisser Weise auch in den Erzählungen der Gluten-Gurus. Sie »bedienen sich« an den Leidensgeschichten echter Patienten, schildern, wie diese Menschen durch Gluten chronisch weinerlich oder missmutig wurden. Schon ein Achtel Gramm Weizen kann bei Zöliakie-Kranken schwere Darmentzündungen auslösen. Wer de facto unter einer Gluten-Unverträglichkeit leidet, muss tatsächlich seine Ernährung radikal einschränken. Es gibt Fälle von Depressionen oder Gelenkschäden, Zahnschäden, morschen Knochen. Menschen mit einer echten Unverträglichkeit bekommen es mit einer ganzen Reihe von Leiden zu tun. Wenn sie einen Gluten-Entzug machen, werden sie sich tatsächlich wie neugeboren fühlen. Hinter den Heilsversprechen der Gurus steckt also ein Körnchen Wahrheit; aber nur für die, die es betrifft. Die anderen gehen von der These aus: Wenn es für diese Person gut ist, dann sicherlich auch für mich, und sei es präventiv. Dabei hat die Forschung bei gesunden Menschen noch keinen Beleg für eine schädliche Wirkung gefunden. Ab hier nimmt die selbsterfüllende Prophezeiung ihren Lauf. Wer auf dem Anti-Gluten-Trip ist, wird sich fortan ganz real beschmutzt fühlen, wenn er in ein Brötchen beißt. Er wird ohne Gluten tatsächlich feststellen, wie sich der geistige Schleier lüftet, den er gerade noch verspürt hat. Wie sein Darmkneifen aufhört. Ja und dass er sogar etwas an Bauchspeck verloren hat, seit er das Gluten zum Teufel jagte. An diesem Punkt wird er wahrscheinlich die Existenzberechtigung von Bäckereien in Frage stellen.

In Wirklichkeit hat das neue Körpergefühl nichts mit dem Gluten-Verzicht zu tun. Eine Ernährungsumstellung zwingt einen Menschen ganz einfach zu bewussterem Essen. Der Aufwand bei der Zubereitung steigt, es schmeckt ungewohnt. Wer zu einer Nudelsorte aus Teff greift, kaut darauf in der Erwartung herum, dass sie irgendwann noch nach echter Pasta schmecken würde. Die Hirseart, von Natur aus glutenfrei, hat eine nussige, leicht süßliche Note. In ihren Ursprungsländern Äthiopien und Eritrea backt man daraus seit fünftausend Jahren das »Injera«, ein schwammartiges Fladenbrot, auch optisch weit entfernt von italienischem Ciabatta. Und wieder mal hat die Lebensmittelindustrie, nachdem sie bereits die südamerikanische Quinoa importiert hat, für gelangweilte Pseudokranke eine weitere Ausweichmöglichkeit in die westliche Welt geschafft. Auch bei einem Pizzaboden aus dem kalorienarmen, dafür vitaminreichen Blumenkohl kann selbst eine Soße aus echten DOP-Tomaten nicht darüber hinwegtäuschen, dass eine Pizza traditionell ganz anders schmecken sollte und so nun einmal nicht gedacht war. Also isst der eingebildete Glutenkranke weniger davon. Überhaupt isst oder trinkt er seit seiner Ernährungsumstellung bedächtiger, allein das hebt schon sein Wohlbefinden. Und er schwärmt überall von seiner neuen Lebensweise, der Lebensqualität, der neuen, rosigen Perspektive und den schönen Nebeneffekten. Er wirkt dabei überzeugt, schlanker und dynamischer als zuvor, finden sogar seine Freunde und seine Kollegen. Und probieren selbst, wie es ist, wenn man sich eine dieser modernen Unverträglichkeiten zulegt. Und erzählen weiteren Menschen, ihnen gehe es besser denn je, seit sie jegliches Gluten meiden. So bleiben die Legenden über unverträgliche Stoffe lange in Umlauf.

Was sich dabei keiner klarmacht: Eine eingebildete Unverträglichkeit ist im Grunde nichts anderes als eine Essstörung mit dem Ziel, abzunehmen. Sozusagen mit einem psychologischen Durchhalte-Trick. Der eingebildete Glutenkranke verzichtet nicht etwa freiwillig oder aus Eitelkeit auf etwas. Er wurde medizinisch dazu verdonnert. Was ihm das Hungern außerdem erleichtert: Das Angebot an Essen in vielen Geschäften und Restaurants ist nun deutlich eingeschränkter als zuvor, und, was noch viel bedeutender ist: Er kann nunmehr seine Lebensmittelunverträglichkeiten vorschieben und damit gesellschaftsfähig hungern.

Einem Menschen, der immer nur im Salat pickt, unterstellen andere schnell, dass er nicht genießen könne, nicht sein Essen, aber auch nicht das Leben an sich. Wer aber bei der Bestellung im Restaurant gleich noch die Unverträglichkeiten mit angibt, gerät nicht in Verdacht, ein verbissener Kostverächter zu sein. Im Gegenteil, er gilt als aufgeklärt, modern und achtsam. Ein Unverträglichkeiten-Simulant stellt mit seinem Verzicht paradoxerweise unter Beweis, dass er ein Genussmensch ist. Und doch ist es fast schon logisch. Schließlich verkneift er sich nichts, wie bei einer freiwilligen Diät.

Wer tatsächlich an einer Unverträglichkeit leidet, muss vor allem hochkalorische Lebensmittel meiden. Auf der Liste von Nahrung, die voll mit krankmachenden Stoffen sein soll, stehen viele Dinge, die der Volksmund für Dickmacher hält: Brot, Pasta, Käse, Salami oder Wein. Ein weiterer Grund also, warum die glutenfreie Ernährung so gut ankommt bei Menschen, die vom Schlanksein besessen sind.

Tatsächlich hat man herausgefunden, dass besonders viele junge Menschen glutenfrei leben, die häufig auch Diätpillen nehmen und zur Ess-Brech-Sucht neigen. Und was ist mit den Orthorektikern? Den zwanghaften Gesund-Essern? Für sie ist jede Unverträglichkeit, ob wahr oder erfunden, ein gefundenes Fressen.

Bei vielen Menschen bleibt es dabei, sie sind eingebildete Gluten-Kranke, vielleicht bis die nächste Unverträglichkeit die Runde macht. Bei den anderen hat es fatalere Auswirkungen, es steigert die Essensparanoia, ein weiteres Lebensmittel im Verzichts-Portfolio. Das sind die Orthorexie-Kranken. Inzwischen existiert im öffentlichen Bewusstsein ein ganzer Kanon an Unverträglichkeiten, was es auch dem Orthorektiker leichter macht, mit seinem gestörten Essverhalten sozial unauffällig durch den Alltag zu kommen. Er kann getrost Bauchgrimmen und Erschöpfungserscheinungen vorschieben, im heimlichen Wunsch, schlanker, fitter, größer als das Leben zu werden. Möglichkeiten dazu hat er zur Genüge.

Eine Casein-Allergie zum Beispiel. Das Übel ist hierbei wie bei der Laktose-Intoleranz die Milch. Der Körper reagiert aber nicht auf den Zucker, er reagiert auf die enthaltenen Eiweißbestandteile. Bei einer Allergie stuft das Immunsystem das an sich harmlose Milchprotein als bedrohlich ein und löst allergische Reaktionen aus. Sie äußern sich mit Hautausschlägen, Schwellungen, Atemnot, Bauchschmerzen oder Übelkeit. Betroffen sind vor allem Kleinkinder. Ihr Darm ist noch nicht vollständig entwickelt. Die Allergie lässt sich mit einem Bluttest feststellen. Ist sie real, muss man lebenslang Milchprodukte meiden.

Eine neue Lieblingshysterie ist Histamin-Intoleranz. Wer darunter leidet, muss Lebensmittel wie Käse, Wurst und Rotwein vom Speiseplan streichen. In ihnen steckt besonders viel Histamin; der Stoff bildet sich im bakteriellen Reifeprozess von Nahrungsmitteln und soll von einigen Menschen nicht richtig verdaut werden können, von nicht mal einem Prozent der Europäer, um genau zu sein. Bei ihnen sollen nicht genügend Histamin abbauende Enzyme im

Darm produziert werden. Diese Menschen berichten in Histamin-Foren von Schwindel, Verwirrtheit, Hautrötungen.

Die Histaminose, wie sie auch genannt wird, drängte mit Ernährungstrends wie dem darmentlastenden »FODMAP«, bei dem man auf fermentierbare Oligo-, Di- und Monosaccharide sowie Polyole verzichtet, vor ungefähr fünf Jahren in die Öffentlichkeit und schlägt seither immer mehr Menschen auf den Magen. Nicht von ungefähr. Die Krankheit lässt sich so gut wie gar nicht diagnostizieren und kann daher für alle möglichen Symptome als Ursache herhalten. Viele Ärzte halten sie sogar für ein komplettes Hirngespinst. Es gibt bislang nämlich keine wissenschaftlichen Hinweise, dass die Krankheit überhaupt existiert.

Das treibt haufenweise verzweifelte Menschen, bei denen bisher keine der bekannten Unverträglichkeiten medizinisch festgestellt werden konnte, auf Blogs wie *Healing Histamine*.

Dort berichtet eine Gesundheitsreporterin des englischen Rundfunksenders BBC, wie ihre Leiden jahrzehntelang von Ärzten fehldiagnostiziert wurden; mal vermutete man Multiple Sklerose, dann Leukämie und am Ende sogar einen Hirntumor bei ihr. Nach achtundsechzig Arztbesuchen dann die lebensrettende Diagnose: Histamin-Intoleranz.

Auch Community-Seiten wie »www.symptome.ch« sind voll von vergleichbaren Geschichten. Dort schenken sich Tausende Leidensgenossen, denen noch kein Arzt helfen konnte, gegenseitig Trost, tauschen Adressen für Histamin-Selbsthilfegruppen aus und berichten, wie sich ihr Zustand nach dem Histamin-Verzicht schlagartig verbesserte. Irgendein Leiden, das dem Histamin zugeschrieben wird, passt immer.

Meine selbst auferlegte Gluten-Unverträglichkeit war nur der Auftakt für eine weitere Spielart meiner Orthorexie. Ich fing an, mir Unverträglichkeiten einzureden. Um meine Nahrungsaufnahme vermeintlich noch weiter einschränken zu müssen.

Obwohl ich erwiesenermaßen keine Laktose-Intoleranz hatte, begann ich in meiner Paleo-Phase eine Weile vollständig auf Milchprodukte zu verzichten. Später genehmigte ich mir hin und wieder einen griechischen Schafjoghurt; unter Paleo-Anhängern war man der Meinung, sein Casein sei wegen seiner besonderen molekularen Zusammensetzung mit dem archaischen Biohaushalt des Menschen verträglich. Nicht nur die Verfechter von Paleo, auch viele andere Ernährungsgurus verbreiten heute die These, dass die weitverbreitete Milch-Unverträglichkeit ein Beleg dafür sei, dass die menschlichen Gene noch immer auf eine Zeit vor der Erfindung der Landwirtschaft angepasst sind. Immerhin sind fünfundsiebzig Prozent der Weltbevölkerung Laktoseintolerant.

Es ist richtig, dass unsere Vorfahren keine Milch verdauen konnten, weil ihnen ein bestimmtes Gen fehlte, das die Laktose aufspaltet. Studien zeigen allerdings, dass vor fünftausend Jahren Mutationen in Nordeuropa dafür sorgten, dass dieses Gen angeschaltet blieb.

Im Übergang vom Jäger und Sammler zum sesshaften

Menschen kam es in Rekordzeit zu einem veränderten Selektionsdruck in den Genen. Mit dem Beginn der Landwirtschaft und der Viehzucht wurde das menschliche Genom auf die neuen Bedingungen umprogrammiert. Die Tatsache, dass der Mensch als einziges Säugetier überhaupt irgendwann in der Lage war, nach dem Abstillen Milch zu verdauen, zeigt, dass das Genom durchaus flexibler ist, als die Ernährungsgurus behaupten.

So wurde die Milchzuckerverträglichkeit für die Menschen in dieser neuen Umwelt zum Vorteil, weil Milch eine weitere Ressource für Nährstoffe und Flüssigkeit war. Wie konnte es also sein, dass immer mehr Menschen auf Laktose verzichteten, obwohl sie sie vertragen? Denn hierzulande, schätzt man, leiden fünfzehn bis zwanzig Prozent der Menschen an einer Unverträglichkeit.

In Wahrheit ist »Ohne...« so etwas wie die Esoterik der körperlichen Selbstoptimierung. Dafür gibt es kein besseres Beispiel als eine Reihe an Kochbüchern mit Titeln wie *Inner Glow* oder *Body Reset*. Sie dienen in der Vermarktung durch die Verzichtgurus nicht dem Wohlsein an sich, sondern sollen den Menschen das Gefühl geben, sie könnten ihre Körper tatsächlich nach dem gängigen Schlankheitsideal gestalten. Und da draußen in der großen, globalisierten Essenswelt befindet sich dieses Ideal ständig in der Gefahrenzone.

In einem deutschen Supermarkt stehen durchschnittlich hundertsiebzigtausend Produkte in den Regalen, hinzu kommen »To-go«-Läden und Dönerbuden an jeder Ecke,

Koch-Shows zur besten Fernsehsendezeit, Pop-up-Banner mit Burgern und Frozen Yoghurt im Internet. Man wird bei uns überall und ständig von Essen beschallt – und von Aromen gelockt. Da ist eine auf Effizienz getrimmte Gesellschaft, die sich im Hamsterrad aus Arbeit, Leistungsdenken und Selbstoptimierung abstrampelt, dankbar für jede Chance, die sie vor dem maßlosen Überfluss an Lebensmitteln schützen könnte. Erfundene Intoleranzen sind ein probates Beruhigungsmittel gegen die weitverbreitete Angst vor Maßlosigkeit.

Die Verzichtgurus, und auch die Lebensmittelindustrie, reiben sich die Hände.

Nachdem die Konsumenten schon alles durchexerziert haben, von halbfett über zuckerfrei bis »Mini«, haben die eingebildeten Unverträglichkeiten einem neuen Geschäftsfeld die Türen geöffnet, siehe die neue Ratgeberliteratur oder Rewes »Frei-von...«-Produktlinie. Erst war es laktosefrei, gerade boomt glutenfrei. Mit der Entdeckung von Histamin geht es als Nächstes um den Käse und die Wurst.

Und schon werden im Spätkapitalismus die nächsten Bereiche der Esskultur, in denen man bisher gefahrenlos genießen konnte, mit einem mahnenden Warenzeichen versehen, vermarktet und ausgebeutet. Doch wen kümmert's? Die Geschäftemacherei mit eingebildeten Unverträglichkeiten geht schließlich auf. Wo ein Symptom ist – Bauchgrimmen, Kopfweh, Geistesnebel –, aber keine Ursache, lässt sich eine ganze Palette an Ängsten streuen und damit Geld verdienen.

Die Verzichtgurus haben der erfundenen Unverträglichkeit längst ein medizinisches Gewicht gegeben: die »Gluten-Sensibilität«. Auf dem amerikanischen Gesundheits-Blog *Goop*, gegründet von der Hollywood-Schauspielerin Gwyneth Paltrow, kann man sich direkt durch eine ganze Galerie an »Experten«-Interviews zum Thema klicken. Zu Wort kommen Menschen wie der amerikanische Ernährungsberater Dr. Will Cole, der seinen Doktortitel in »Functional Medicine« erworben hat, einer Alternativmedizin, die die Umwelteinflüsse auf das menschliche Verdauungs- und Immunsystem erforscht; man kann Cole getrost als Guru bezeichnen. Er besitzt ein Talent, eingebildeten Krankheiten klangvolle Namen zu geben. Autoimmunreaktionen heißen bei ihm »Autoimmun-Spektrum«, eine Nebenniereninsuffizienz nennt er »Adrenal Fatigue«, frei übersetzt ist das eine betriebsmüde Nebennierenrinde, die in einem Anfall von Immunschwäche die Produktion von Stress- und Sexualhormonen reduziert. Man fühle sich mit dieser Krankheit schlapp und antriebslos, so der Guru. Vertrauenswürdige Mediziner zweifeln an ihrer Existenz.

Als Orthorektiker ist man dieser Verbal-Offensive gnadenlos ausgeliefert, glaubt jedes einzelne Wort. Die wissenschaftlich anmutende, aber emotionale Sprache lässt jeden Zweifel an der Wahrheit verblassen. Es kommt einem Orthorektiker nicht absurd vor, wenn der Alternativ-Doktor die These anpreist, auch bei der Zöliakie gebe es ein ganzes Spektrum. Ihre Bandbreite reiche von lebensbedrohlichen Mangelzuständen wie bei der echten Intoleranz bis hin zum »Hirn-Nebel«. Hervorgerufen würden sie nicht von einer Gluten-Unverträglichkeit.

Cole nennt sie im Spektrum der Erkrankung: »Gluten-Sensibilität«. Klingt nicht ganz so bedrohlich wie Zöliakie, aber irgendwie immer noch nach krank. Unter das Krankheitsbild fallen alle kleinen Wehwehchen, die ohne die Diagnose eines wahren Defekts auftauchen und die wohl jeden nach dem Essen hin und wieder plagen: Unwohlsein, Darm-Blubbern, Luftblasen im Bauch.

Dank Gurus wie Cole ist ein Gluten-Verzicht keine Modeerscheinung mehr, er ist ein gültiges Therapiemittel geworden. Seriöse Mediziner und Wissenschaftler sind da anderer Meinung. Unter ihnen wird seit einiger Zeit diskutiert, ob es überhaupt eine andere Form der Unverträglichkeit gibt, die bei Menschen ohne Zöliakie zu gesundheitlichen Beschwerden führen kann. Bislang hat man keine gesicherten Erkenntnisse über eine tatsächliche Gluten-Sensibilität. Das Fachblatt *British Medical Journal* etwa befand in einer Übersichtsarbeit, es gebe keine objektiven Ergebnisse, das Krankheitsbild bleibe obskur.

Unter Gluten-Gurus aber hat man inzwischen einen neuen Befund: die zöliakieunabhängige Weizenempfindlichkeit. Auch dazu findet man auf der *Goop*-Seite reihenweise Beiträge. Aber auch bei dieser »Krankheit« gilt: ausgedacht. Seriöse Ernährungsmediziner stufen sie als eingebildete Gefahr ein.

Problematisch, da sind diese Experten sich einig, ist vielmehr, dass sich Menschen, die Gluten vertragen und trotzdem darauf verzichten, dadurch in Schwierigkeiten bringen. Zum einen lassen sie Lebensmittel weg, die sehr viele Nährstoffe enthalten, so wie Vollkornweizen. Und zum anderen sind die meisten glutenfreien Lebensmittel voller Zucker – und somit am Ende sehr viel kalorienreicher als gewöhnliche Getreideprodukte. Wo kein Gluten den Teig zusammenkleben kann, muss das der Zucker übernehmen.

Der Unverträglichkeiten-Simulant fixiert sich bei der Auswahl seines Essens darauf, ob es glutenfrei ist, weil er einem kulturell vorgeschriebenen Schlankheitsideal erbarmungslos nacheifert. Weil er glaubt, der Ausschluss bestimmter Stoffe mache ihn gesünder oder er würde länger leben. Weil er schon durch ist mit laktose- und fettfrei. Und weil es für ihn ein Fixpunkt ist in einer unübersichtlich gewordenen Essenswelt.

Unter anderem.

Neue Tugenden

Verzicht ist heute gleich Charakterstärke. Die Ohne...-Produkte geben ihrem Käufer eine Identität. Sie sind ein Mittel zur Distinktion in einer Gesellschaft. Und Distinktion war und ist immer noch ein Faktor, der die eigene Existenz absichert.

Die britische Anthropologin Mary Douglas veröffentlichte 1966 ihr revolutionäres Werk *Purity and Danger*, das den deutschen Titel *Reinheit und Gefährdung* trägt. Darin vertritt Douglas die These, bei Essenstabus gehe es nicht um Fragen der Gesundheit oder Ökologie, sie seien vielmehr eine Reaktion auf gesellschaftliche Erwartungen. Folglich meiden gläubige Juden Schweinefleisch nicht etwa aus Sorge um Trichinellose, einen typischen Parasitenbefall, oder weil das Schwein sich im Dreck suhlt. Sie betrachten es laut Douglas als unrein, weil es nicht ihrer Weltordnung entspricht, genauer gesagt, einer gottgegebenen Ordnung.

Maßgeblich für diesen Glauben ist das Alte Testament, wonach heilig nur etwas sein kann, das dem von Gott festgelegten Anspruch auf Makellosigkeit und Vollkommenheit entspricht. Essen ist in einem Klassensystem angeordnet: rein versus unrein. Auf der Reinheitsskala stehen alle Paarhufer, die wiederkäuen. Dazu zählen Ziegen oder Rinder. Sie gelten als vollkommen. Zwar sind Schweine auch Paartiere, doch keine Wiederkäuer. Sie widersprechen somit dem Ordnungssystem und sind daher für den Verzehr verboten. Schweinefleisch zu essen, löst bei Juden Ekel aus. Die spirituelle Verunreinigung wird gleichgesetzt mit der körperlichen. Hinter Essenstabus verbirgt sich laut Douglas etwas Entscheidendes: Sie helfen den Menschen einer Gemeinschaft anhand der Unterscheidung von Lebensmitteln, die sie essen und nicht essen, ihre eigene Identität zu definieren. Das gilt genauso auch für unsere säkularisierte Gesellschaft. Auch hier gibt es Essensregeln. Die Wahl des richtigen Essens verbindet Menschen und ist eng verbunden mit dem Gesamtbild, das eine Gruppe von sich entwirft. Die Einhaltung von Regeln dient der Identitätsstiftung, es geht um Sichtbarkeit, um Selbstvergewisserung und Abgrenzung. Es geht um Status, und eben um Distinktion. Und um all das geht es auch bei den eingebildeten Unverträglichkeiten.

Von dem deutschen Philosophen und Anthropologen Ludwig Feuerbach stammt das berühmte Diktum: Der Mensch ist, was er isst. Es ist aus dem Jahr 1850, und mittlerweile müsste es lauten: Der Mensch ist, was er *nicht* isst. Ein Ohne...-Produkt gilt als Siegel besonderer Reinheit. Wer sich glutenfrei ernährt, tut nicht nur sich selbst etwas vermeintlich Gutes, er demonstriert seinen Mitmenschen gegenüber Achtsamkeit, gegen sie, gegen den eigenen Körper. In einer Kultur wie der unseren, in der Essen omnipräsent geworden ist, überall und jederzeit verfügbar, per »App« bestell- und lieferbar, eine Nebenbeitätigkeit, die man effizient erledigt, ist glutenfrei, ohne Laktose oder Zucker eine nachhaltige Strategie, um unter Beweis zu stellen, dass man nicht zu den wahllos schaufelnden Fast-Food-Menschen, sondern zu den Genussmenschen zählt. Und alltäglicher Genuss bedeutet bei uns heute eben nicht mehr den Schweinebraten mit Klößen. Wer etwas auf sich hält, isst homöopathische Portionen, und der isst vegan, Low-Carb oder »clean«. Alles Essens-Regimes, die den Verzicht bedingen. Auf Tierisches, auf Kohlenhydrate und auf Fertigprodukte. Die kulturelle Semantik von Genuss hat sich in Verzicht verkehrt.

Auch weil das Essen in Zeiten von Social Media beliebig geworden ist, eine Banalität. Wenn man auf Instagram nach dem Hashtag #food sucht, stößt man auf über dreihundert Millionen Bilder. Scrollt man die Übersicht ein bisschen durch, erhält man einen sehr genauen Abzug unserer gegenwärtigen, globalisierten Esskultur. Von dreistöckigen Cheeseburgern über Avocado-Stillleben, Pizza-Ecken, Tacos und Quinoa-Bowls ist alles dabei. Die Essenswelt ist unübersichtlich geworden. Chaotischer. Das hat einen vollkommen neuen Essens-Typ hervorgebracht: den Foodie. Er ist ein Essensbesessener, auf der Suche nach einer »esskulturellen Identität«. Er schafft sich diese Identität, indem er Fleisch, Gluten, Milchprodukte oder Zucker tabuisiert. Als Veganer, Paleo-Jünger oder »Clean Eater« weiß man sehr genau, welchen Platz man in der Gesellschaft einnimmt. Der Ausschluss von Lebensmitteln verbindet Menschen miteinander. Ein Ohne...-Produkt schafft das auch. In der Verzicht-Kultur werden die Essensregeln selbst sinnstiftend.

Sich glutenfrei zu ernähren, ist nicht rein, weil es einen bestimmten Stoff *nicht* enthält. Glutenfrei ist rein, weil es dem Essenden Identität verleiht. Es gibt ihm in seiner Peergroup Anerkennung.

Und auf etwas zu verzichten, bedeutet eben auch, Ordnung in die chaotische Essenswelt in unserer globalisierten und digitalisierten Kultur zu bringen. Die Tabuisierung von bestimmten Stoffen, der Zwang, gesund zu essen, vermögen es, Angstgefühle zu kompensieren.

Verzicht genießt in unserer Überflussgesellschaft ein hohes Ansehen. Das hat dazu geführt, und das ist das wirklich Verrückte an der Unverträglichkeits-Sache, dass sich sehr viele Menschen wenig zu essen und zu verzichten heutzutage überhaupt nicht leisten können. Für viele macht es nämlich einen Unterschied, ob sie ein Weizenbrot in der Schnellbäckerei kaufen oder ein glutenfreies Amaranth-Brot im Reformhaus. Ob sie Kuhmilch aus dem Discounter kaufen oder die Reismilch aus dem Biomarkt.

Die amerikanische Kulturwissenschaftlerin Janet Page-Reeves, die für das Fachblatt *Food, Culture & Society* über die gesellschaftlichen Implikationen von Unverträglichkeiten geschrieben hat, sagt, dass die Glutenfrei-Klientel meist »einkommensstark ist, weiß und politisch eher links steht« – was in den USA so viel, heißt, dass man pro Bildung, Einwanderung und eine staatliche Krankenversicherung ist. Page-Reeves sagt außerdem, dass sich echte Allergiker häufig per se durch ihre Krankheit entwertet fühlten, weil man ihnen in der amerikanischen Gesellschaft als Schwäche auslegt, nicht belastbar zu sein, nicht leistungsfähig genug zu sein, ein Sensibelchen in jeder Hinsicht. Dass sich gesunde Menschen Allergien und Unverträglichkeiten einbilden, empfänden viele Allergiker als Hohn.

Man begegnet diesen eingebildeten Kranken, von denen Page-Reeves spricht, besonders häufig in den Filialen der Supermarktkette *Whole Foods*. Die Amerikaner nennen den Laden scherzhaft »Whole Paycheck«, was so viel heißt, dass er so lachhaft teuer ist, dass man sein gesamtes Monatsgehalt dort lässt.

Man findet dort vor allem Bio-Essen; glutenfreie Kekse, vegane Getreidemilch und Smoothie-Bars. *Whole Foods* ist eine kathedrale Pilgerstätte für Essenssensible.

Bezeichnend für die Firmenpolitik des Supermarkts ist, dass neue Standorte nicht nach den teuersten Postleitzahlen ausgewählt werden, sondern nach dem Bildungsstand einer Gegend. Und die Geschäfte laufen blendend. Heißt: Wer sich in den USA gesundheitsbewusst ernährt, ist häufig sehr gut informiert – und entsprechend vermögend.

Auch in Deutschland gilt immer stärker dieser Zusammenhang: Wer gebildet und vermögend ist, denkt im Zweifel zu viel über das Essen nach und gibt sehr viel Geld für Produkte aus, mit denen er versucht, sich zu optimieren. Die Gruppe der besorgten Esser – meist zwischen zwanzig und vierzig Jahre alt, urban, gebildet – ist bedingungslos Clean Eating und Quinoa-Bowls zugeneigt. Darunter sind zum einen die Über-Performer, die Angst haben, nicht mehr attraktiv genug zu sein für den Job- und Dating-Markt. Zum anderen diejenigen, die Veganismus zu ihrer Religion erkoren haben. Und das sind oftmals Akademiker. Sie sollen siebzig Prozent aller Veganer hierzulande ausmachen. Und da sind eben auch die Menschen, die tief in sich reingehorcht haben und urplötzlich, ganz ohne ärztliche Diagnose, an einer Gluten-Intoleranz leiden, weshalb sie nur noch Ohne...-Produkte kaufen, um ihren Darm nicht zu verkleistern.

Wer heute bestimmte Lebensmittel oder Stoffe meidet, fühlt sich nicht nur gesünder, er fühlt sich vor allem als besserer Mensch. Zu Teff- statt Weizenmehl zu greifen, mit Kokos- statt Sonnenblumenöl zu hantieren ist keine Beiläufigkeit. Es ist eine moralische Entscheidung. Essen, sagt die Ernährungswissenschaftlerin Hanni Rützler, sei heute zum wichtigsten »Ausdrucksmittel der Individualität« geworden. Wichtiger als Mode. Essen sei Ausdruck für einen Lebensstil, eine politische Haltung, für Moral. Die Identifikation mit einer Ernährungslehre so ausgeprägt wie bei einer Religion.

In Zeiten, in denen Klimaschutz, Ökologie und Tierrechte immer weiter auf die Agenda rücken, bleibt es nicht aus, dass sich Werte wie Nachhaltigkeit, Regionalität und Fair-Trade in unser Essen schrauben. Der Einkauf im Supermarkt, der Gang ins Restaurant oder zum Abendessen bei Freunden werden zu symbolträchtigen Austragungsorten für unsere gesellschaftlichen Ideologiekämpfe. Sie ziehen sich entlang eines kulinarischen Grabens, der sich insofern immer weiter vertieft, als sich auch die Gesellschaft immer weiter in Splittergruppen aufteilt. Und insofern, als sich die soziale Ungleichheit in diesem Land weiter verschärft. Soziale Aufwertung, wie wir sie eben auch über unser Essen erreichen, geht nur auf Kosten von sozialer Abwertung auf der anderen Seite.

Die »grüne Bourgeoisie« trägt beim Einkauf im Hofladen oder auf dem Wochenmarkt im Holz-Körbchen eine Botschaft an die Mitwelt vor sich her: Dass man Essen ohne moralischen Haken kauft, weil man ein Gutmensch ist. Und »gutes« Essen ist heute gleichbedeutend mit Tugendhaftigkeit. Das Essen bestimmter Speisen wird gleichgesetzt mit einer Art »Heiligkeit« – oder Schmutz. Der Blick auf die andere Seite des Grabens gerichtet, wo das »schlechte« Essen vorzufinden ist. Es sind vor allem Fertigessen, Soft Drinks und Snacks. Und das wird, so das gesellschaftliche Vorurteil, vor allem im bildungsfernen, armen Milieu gegessen und getrunken. Dort, wo auch die Fettleibigkeit grassiert. Damit will der Gutmensch nicht in Verbindung gebracht werden, es würde sein Reinheitsgefühl stören. Zur Aufwertung seines Selbst zieht er sich den »Poor-Porn« rein, wie man zu Fernsehformaten sagt, die durch die Schlüssellöcher des unteren Rands der Gesellschaft blicken.

Wen wundert es da noch, dass ein Allerweltsprodukt wie Weizen heute so in Misskredit geraten ist? Ein billiges Massenerzeugnis, überzüchtet und ohne heilende Wirkung, dass von den »falschen« Menschen, den morallosen Menschen gekauft wird. Klar, dass sich eine wachsende Zahl an gewissen Menschen eine Gluten-unabhängige Weizensensibilität einbildet.

Für den Moralkäufer hat man hierzulande angefangen, auch Genussmittel als gesund zu vermarkten; wenn sie denn mit den entsprechenden Provenienzen und Siegeln versehen sind. Die Industrie hat diesen Trick schon mal geschafft, indem sie suggeriert hat, mit bestimmten Lebensmitteln würde man abnehmen. Sie wurden von dieser neuen Gutmenschen-Theorie abgelöst. Der Mensch will und braucht offenbar alle zehn Jahre eine neue Lehre. Warum aber ist diese so typisch für diese Schichten?

Die Suggestion: Es verleiht dem Leben Tiefe, statt eines stinknormalen Rotweins einen Naturwein ohne Sulfate zu trinken. Der Konsument springt bereitwillig darauf an. Er versichert sich, so auf der richtigen Seite des Lebens und des Daseins zu stehen. Die richtige Entscheidung getroffen zu haben. Niemanden auszubeuten. Den Kindern eine bessere Welt zu hinterlassen. Auch redet er sich und anderen ein, davon am nächsten Tag weniger Kopfschmerzen zu haben; obwohl er doch eigentlich ganz genau weiß, dass die Kopfschmerzen nicht von der Anbau- oder Düngerart herrühren, sondern vom Wasserentzug durch den Alkohol. Und dass dessen Gehalt bei Bio-Weinen genauso hoch ist oder nur wenig niedriger als bei herkömmlichen.

Der eingebildete Intoleranz-Mensch betrügt sich natürlich selbst. Mit Anlauf. Er glaubt, dass er im Namen seiner Gesundheit um Gluten, Laktose, Histamin oder dergleichen einen großen Bogen schlägt. Das zu glauben, gelingt ihm mühelos. Weil eine ganze Ratgeber- und Lebensmittelindustrie hinter ihm steht. Und weil er es gerne glauben möchte. Er möchte verführt werden.

Würden die Gurus ab morgen empfehlen: Esst Obst,

nicht zu viel davon, greift zu Gemüse, verzichtet nicht auf Fleisch und Milchprodukte, greift bei Brot zu! – es würde nicht funktionieren. Weil die Frage, was gesund ist, inzwischen genauso unübersichtlich geworden ist wie der Rest des Lebens, sehnt sich der moderne Mensch nach einfachen Lösungen. Er will klare Ansagen bekommen, woraus er sich bei dem reichhaltigen Essens-Buffet bedienen soll. Da hilft es ihm nicht, wenn es plötzlich heißt, *anything goes*. Er braucht Ratgeber, Blogs und Prominente, die ihm zeigen, wo es langgeht. Er braucht Mythen wie die Gluten-Unverträglichkeit oder auch die Paleo-Diät und Low-Carb. Es ist seine Märchenwelt.

Im Zahlentaumel

Ein amerikanischer Bekannter erzählte einmal von einer Schokoladenwerbung, die er bei einem Spaziergang durch Berlin auf einem Plakat entdeckt hatte. Sie hatte ihn ratlos gemacht. Neben einem gezoomten Bild von einem Schokoblock stand in großen Buchstaben, dass sie quadratisch sei, praktisch und gut.

Irgendetwas, so dachte er, müsse ihm wohl entgangen sein. Schokolade war für ihn immer Genuss gewesen, besonders die Sorten, die er aus Deutschland oder der Schweiz kannte, Meisterwerke der Confiserie. Wie konnte es sein, dass man sie hier, in ihrem Herkunftsland, so technisch betrachtete?

Noch in der Sekunde, als ich antwortete, dass es an der Verpackung läge, die so entworfen sei, dass man die Finger beim Zerbrechen des Schokoquadrats nicht beschmutzen würde, spürte ich, dass dies nicht der entscheidende Grund war.

Woran liegt es, dass in diesem Land so etwas wie eine Süßigkeit als praktisch beworben wurde? In Deutschland ist man Teil einer Kultur, die gelehrt hat, Essen nach Zahlen zu betrachten: nach Kalorien, Kohlenhydraten, Fetten oder Zusatzstoffen, oft auch nach dem Preis. Einer Kultur, in der die Menschen einen politischen Krieg über eine Lebensmittelampel führen. Einer Kultur, in der es mehr als tausend

Siegel für Lebensmittel gibt. Einer Kultur, in der man beim Essen mehr auf Lesekenntnisse setzt als auf die Sinne.

Schaut man sich an, wie Fertigessen beworben wird, fällt auf, dass nicht der Geschmack, sondern eine einfache Zubereitung, der Preis, Verlässlichkeit, Gesundheit und wie im Fall der quadratischen Schokolade etwas, das praktisch ist, hervorgehoben wird – alles Versprechen, die bei einem Industrieprodukt leichter zu halten sind als ein einzigartiger Geschmack.

2,7 Milliarden Euro soll die Lebensmittelindustrie 2018 im Schnitt für Werbung ausgegeben haben, fast eine Milliarde mehr, als die Automobilindustrie ins Marketing investiert haben soll. Das geschieht nicht grundlos. Supermärkte in Deutschland sind Orte, an denen Essen hermetisch verpackt und hinter Glastüren von Kühlschränken verstaut wird. Das Auge ist wichtiger geworden als die Nase.

Ich frage mich oft, ob es mir einfach lange nicht bewusst war, dass ich zwanghaft auf eine richtige Ernährung fixiert war, weil offenbar eine ganze Kultur hierzulande fixiert darauf ist, Essen nach Zahlen zu betrachten, nach seinen Nährwerten, Kalorien, Vitaminen. Weil man in diesem Land glaubt, irgendein chemischer Stoff im Essen könnte erklären, warum die Franzosen oder Italiener gesünder sind als man selbst.

Daher kann ich nicht mit hundertprozentiger Sicherheit sagen, wann es kippte, wann genau mein Portfolio an Essensneurosen immer facettenreicher wurde. Meiner Erinnerung nach war es kurz bevor ich die Gluten-Panik bekam.

Nachdem ich anfing, Essen ausschließlich als »Functional Food« zu betrachten, nach seinen Funktionen. Hatte es genügend Folsäure? Enthielt es Phosphor? Oder zur Vernichtung freier Radikale Antioxidantien? Von denen kann man schließlich nie genug bekommen! Jeder Atemzug eine Oxidation! Und Sauerstoff, weiß man ja von *Goop* & Co., soll die Zellen altern lassen. Oxidative Prozesse sind zwar durchaus wichtig, sie wehren Bakterien und Viren ab. Aber im Jugend- und Gesundheitswahn hat man nur den Zelltod vor Augen. Und da es sich nicht vermeiden lässt, zu atmen, muss man ihm eben mit pflanzlichen Mitteln ein Schnippchen schlagen. Sie sind voll von Radikalenfängern.

Es waren solche Fragenspiele, von denen meine Gedanken zunehmend bestimmt waren. Wenn ich in einen Supermarkt ging, war ich im Zahlentaumel: Vitamin-Anteil, Aminosäuren-Gehalt, Antioxidantien-Konzentration. Jedes Lebensmittel repräsentierte einen bestimmten Nährstoff. Aber auch sonst, wenn ich nicht mit Essen konfrontiert war, beschäftigte ich mich mit der Frage, welche weiteren Stoffe ich noch nicht kannte, die mein Ich optimieren könnten, mein Aussehen, meine Fitness und meine Gesundheit steigern. Mein Verzicht auf schlechte Kohlenhydrate hatte mich gelehrt, dass es möglich ist.

Der klägliche Rest an Lebensmitteln, der noch übriggeblieben war, also vor allem alles Dinge, die aus Fetten, Eiweißen und ein paar ausgewählten guten Kohlenhydraten bestanden, musste nicht nur gut sein, er musste supergut sein. Da kamen die Versprechen des britischen Gesundheitsgurus, Prominenten-Beraters, Autors und sogenannten Health-Journalisten Michael van Straten gerade recht. Er billigt unterschiedlichen Nahrungsmitteln Nährstoff-Noten und manchen sogar magische Kräfte zu; die Rede ist vom Superfood. Ein Begriff, der sich heute ebenfalls auf Verpackungen im Supermarkt finden lässt und den besagter Michael van Straten Anfang der neunziger Jahre als einer der Ersten verwendet haben soll. Und der seinen Ruhm, seine millionenfachen Buchverkäufe mitbegründet hat.

Was oder auch, was sich nicht zum Superfood qualifiziert, ist alles eine Frage des Glaubens – und des Lebensmittelmarketings. Die Kriterien sind so vage formuliert – überdurchschnittlich hoher Anteil an gesunden Nährstoffen, besonders reich an sekundären Pflanzenstoffen –, dass wirklich *jedes* Obst und Gemüse ein Superfood sein kann. Bananen oder »Baobab«, das ist für einen Orthorektiker wie Äpfel mit Birnen vergleichen, weil auf das eine ja im Gegensatz zum anderen das Etikett Superfood geklebt wurde, es sich also gar nicht miteinander vergleichen lässt. Wer wusste vor der Superfood-Revolution schon, was Baobab ist? Dabei hat Baobab, die Frucht vom Afrikanischen Affenbrotbaum, eine ähnliche Dichte an Antioxidantien wie Bananen. Superfood-Gurus wie der US-Amerikaner David Wolfe behaupten aber, das Präfix super sei nur höchstens zwei Handvoll von Lebensmitteln vorbehalten. In einem Buch, das den Titel »Superfoods, die Medizin der Zukunft« trägt, kommt er auf exakt siebzehn solcher Super-Lebensmittel.

Sie seien wahre »Powerlebensmittel«, »manchem Medikament überlegen« und voller »Anti-Aging-Wirkstoffe«.

Zu den Wundermitteln zählen unter anderem Hanfsamen (kräftesteigerndes Protein), Spirulina-Algen (Anti-Krebs-Chlorophyll), Maulbeeren (zellschützende Antioxidantien) und natürlich der Inbegriff für Superfoods, die Goji-Beeren aus dem fernen Tibet (Immun-Booster). Die »Bockshorn-Beeren«, wie sie hierzulande heißen, werden auch im Osten Deutschlands seit vielen Jahrhunderten geerntet. Dort sprießen die Bockshorn-Sträucher zuhauf.

In dem internationalen Orthorexie-Fragebogen »ORTO-15«, den Psychologen derzeit weltweit einsetzen, um die Erkrankung und deren Schweregrad bei Patienten zu ermitteln, lautet eine Frage: »Machen Sie sich länger als drei Stunden am Tag Sorgen um Ihr Essen?« Ich habe zwar nie die Zeit gemessen, würde aber behaupten, dass ich das locker überschritten habe. Bei vielen Orthorektikern kreisen die Gedanken stundenlang um die richtige Zubereitung von Essen, um möglichst keine Nährstoffe zu zerstören; Gemüse nur schonend gegart, Salatblätter nie schneiden, sondern auseinanderrupfen. Andere lassen die Hirse irgendwann direkt aus Afrika einfliegen, wo sie besonders gehegt und gepflegt wurde, direkt vom Feld kommt und somit viel nährstoffreicher ist. In Extremfällen ist es eine Kombination aus diesen, wie soll man sagen, Zwangshandlungen. Bei mir konzentrierte sich eine Zeitlang alles auf einen einzigen Stoff: L-Tryptophan.

L-Tryptophan ist eine Aminosäure, die im Körper zu Serotonin umgewandelt wird. Dieses Glückshormon steckt zwar auch in Bananen, kann aber nicht die Blut-Hirn-Schranke überwinden. Der Blutkreislauf des Körpers ist von dem des zentralen Nervensystems getrennt. So wird verhindert, dass Giftstoffe oder Krankheitserreger in den Hirnstoffwechsel gelangen. Die Blut-Hirn-Schranke funktioniert wie eine Art Filter. Serotonin passt dort nicht hindurch. Das im Blut vorhandene Serotonin und sein Pendant im Hirn stehen in keinerlei Beziehung zueinander. Serotonin zu essen, ist vollkommen, nun ja, hirnlos.

Wem das Glück beim Essen abhandenkommt, der muss es eben woanders suchen. Ich fand es in tryptophanhaltigen Lebensmitteln. Auf meiner »Go-to«-Seite in Sachen Gesundheitsfragen, dem evangelikalen Zentrum für Gesundheit, fand ich eine Liste mit Lebensmitteln, die sehr viel Tryptophan enthalten sollen. Wie ein Essens-Autist fing ich an, täglich rohen Lachs zu vertilgen, eine Sechser-Packung-Eier, Buchweizen-Brei und Cashewkerne. Eigentlich vertrug ich keine Nüsse. Nicht, weil ich es mir einbildete. Von Nüssen bekomme ich bis heute einen allergischen Hautausschlag. Weil sie aber von wirklich *allen* Gurus ausnahmslos als gesund gehandelt werden, ignorierte ich diesen Fakt. Statt auf die essentiellen Fettsäuren und Vitamine aus Nüssen zu verzichten, schmierte ich mir lieber eine Cortison-Creme auf die Finger. Verrückterweise opferte ich meine Gesundheit im Wahn, gesund zu werden. Und ignorierte ebenfalls den Fakt, dass Cashews im Vergleich zu anderen Nüssen überdurchschnittlich viele Kohlenhydrate enthalten. Auf meinem L-Tryptophan-Trip blendete ich alles andere aus.

Für den »Functional Eater« spielt der Geschmack eines Essens nur noch eine untergeordnete Rolle. Viel wichtiger wird ihm, was die neusten wissenschaftlichen Erkenntnisse über das Lebensmittel vor ihm auf dem Teller sagen. Kurkuma schützt vor Krebs, Spinat, Grünkohl oder rote Beete senken den Blutdruck und sind gut fürs Herz.

Irgendwann war ich so routiniert, dass ich jedes Lebensmittel wie eine Nährwerttabelle betrachten konnte. Wenn ein Zweihundert-Gramm-Steak vor mir lag, konnte ich aus dem Stand sagen, wie viel Fett, Eiweiß oder Eisen es höchstwahrscheinlich enthielt.

Daran ist nichts falsch, könnte man meinen. Wer sein Essen kennt, isst bewusst. Aber das trifft nicht zu, nicht auf einen Essgestörten.

Der betrachtet Essen nur noch technisch, nimmt es wahr als Summe seiner Einzelteile. Ein Apfel symbolisiert Vitamin C für ihn, in Spinat sieht er Eisen, Bananen sind Kalium. Nahrung wurde für mich in gewisser Weise zum Nahrungsergänzungsmittel. Ein fatales Rezept für eine weitere Paranoia.

Ein besonnener Teil von mir hatte schon immer an der Wirksamkeit von Nahrungsergänzungsmitteln gezweifelt. Ich las häufiger, dass Vitamin-C-Tabletten oder Zink-Kapseln vollkommen nutzlos sein sollen. Aber nicht deshalb zweifelte ich daran. Mir war unwohl bei dem Gedanken, dass man Mineralstoffe künstlich zu sich nehmen sollte, wenn man sie doch auch auf natürliche Weise im Essen finden konnte.

Dass ich mein Essen irgendwann nur noch nach seinen Stoffen betrachtete, war mir sehr lange nicht klar.

Ein Orthorektiker wird ab einem gewissen Punkt nicht mehr darüber nachdenken, warum er in Pasta kein italienisches Lebensgefühl mehr sieht, sondern nur noch dickmachende Kohlenhydrate. Er ist ein Optimierungsgetriebener.

Orientierungspunkte des Alltags

Glaubt man den Beobachtungen von Historikern, ist die gegenwärtige Esskultur in diesem Land historisch von einer Ideologie geprägt, die der *New York Times*-Journalist Michael Pollan als »Nutrionismus« beschreibt, was bedeutet, dass das Essen vor allem nach seinen Nährwerten bewertet wird. Man kann den Anfang dieser Lehre zurückverfolgen. In der ersten Hälfte des zwanzigsten Jahrhunderts begannen europäische und amerikanische Naturwissenschaftler erstmals, Essen nach seiner chemischen Zusammensetzung zu beurteilen.

Eine besondere Rolle spielte der Biochemiker Casimir Funk. Er hat den Glauben der Deutschen in Sachen Ernährung geleitet wie kein anderer Wissenschaftler, mit der Folge, dass aus einer Ganzheit von Lebensmitteln und Speisen auf einmal eine Ansammlung von Nährstoffen wurde.

Als er bei einer Forschungsarbeit in Berlin Essen nach Möglichkeiten zur Behandlung von Mangelerscheinungen suchte, entdeckte er die chemische Stoffgruppe der Amine.

Sie sind lebensnotwendig, und so entwarf er aus dem lateinischen Wort für Leben, *vita*, und der Bezeichnung Amine den Begriff: Vitamine. Obwohl es sich später herausstellte, dass diese Gruppe der Vitamine nicht nur aus Aminen bestand, minderte die Entdeckung des Wissenschaftlers nicht den Einfluss auf die Gesellschaft. Im Gegenteil, seine

Erkenntnisse änderten das Weltbild über Essen: Es wurde offiziell zur Wissenschaft.

Der Historiker Uwe Spiekermann hat diese Veränderungen in einer Arbeit zur Ernährungsgeschichte in Deutschland treffend zusammengefasst: »Lebensmittelbestandteile wurden mit lebensweltlichen Wertigkeiten besetzt und zu Orientierungspunkten des Alltags. Simple Polaritäten wie gut und schlecht, gesundheitsförderlich, gesundheitsschädlich dominierten.« Tatsächlich bewertete man Essen nun stärker danach, ob es gesund oder ungesund war, gute oder böse Inhaltsstoffe enthielt, und weniger nach seinem Geschmack.

In Deutschland wird Essen seit vielen Jahrzehnten in einer Pyramide gedacht. Das hat einen ganz pragmatischen Auslöser: als die Lebensmittelpreise in Nordeuropa, in Schweden, um genau zu sein, im Jahr 1970 rekordhaft angestiegen waren, teilte das »Amt für Gesundheit und Soziales« Nahrungsmittel in jene ein, die für den Körper lebensnotwendig sind, und solche, die es nicht sind. Damit war sichergestellt, dass jeder Schwede ausreichend mit Nährstoffen versorgt sein würde, selbst wenn er beim Essen sparen müsste.

Erst Anfang der neunziger Jahre wurde dieses Modell bei uns eingeführt. *Die Deutsche Gesellschaft für Ernährung* – höchste Autorität für Essensfragen im Land, zu siebzig Prozent staatsfinanziert – machte die Pyramide zum Eichmaß für gesunde Ernährung. Bei der Anordnung der Hierarchie orientierte sie sich an der Version, die kurz zuvor vom amerikanischen Gesundheitsministerium entwickelt wurde. Nicht ganz unbeeinflusst von der Industrie. So soll die Cornflakes-Marke *Kellogg's* mit ihrem Lobbyismus dafür gesorgt haben, dass den untersten, breitesten Teil der Pyramide, der hierarchisch am wichtigsten ist, gewissermaßen das Ernährungsfundament, die Getreideprodukte bildeten.

Praktisch für Kellogg's: Sie war jahrzehntelang auf den Packungen zahlreicher Produkte gedruckt, natürlich auch bei seinen Cornflakes.

Von dieser Lesart ist man längst abgekommen, die Pyramide wurde mehrfach modifiziert. Trotzdem, in vielen Hirnen von heute Dreißig- bis Fünfzigjährigen ist sie als Ideal eingebrannt. Dass man Essen nach Nährstoffen und Vitaminen einteilt, lernt man im Grunde also schon zu Schulzeiten.

Deutschland zählt zu einem von neunundachtzig Ländern, die im Namen der Politik offizielle Ernährungsempfehlungen definiert haben. Dabei ist man sich trotz unterschiedlicher Küchen weltweit einig, dass viel Obst und Gemüse, wenig verarbeitete Produkte, eher Vollkornprodukte als solche aus raffiniertem Getreide gesund sein sollen. Weniger einig ist man sich bei den Darstellungsformen der Ernährungsratschläge. In den USA werden sie als Teller präsentiert, in Katar als Venusmuschel, bei uns inzwischen als Kreis; also ohne Hierarchie-Ebenen.

In Deutschland ist es recht einfach, zum »Functional Eater« zu werden. Unser Verhältnis zum Essen begünstigt es. Wenn man sieht, dass Frankreich diese Art Ernährungsempfehlung »Ratgeber« nennt, Italien »Richtlinie« und wir »Regel«, ahnt man bereits, welches Verhältnis die Deutschen zum Essen haben. Schaut man sich dann die Rhetorik an, mit der die Regeln hierzulande formuliert werden, wird man in der leisen Vorahnung bestätigt, dass Essen andernfalls krank macht.

Aufgestellt werden sie von der »Deutschen Gesellschaft für Ernährung«. Mit ernährungswissenschaftlichem Eifer hat sie zehn Regeln für vollwertiges Essen und Trinken aufgestellt. Hierzulande beruft sich so gut wie jeder Medienbericht über Ernährung auf die Erkenntnisse des Vereins. An den Regeln kommt niemand vorbei, der ausgewogene Mahlzeiten und »gesundes« Essverhalten anstrebt.

Wurst, Gebäck und Fast Food? Alles Dinge, die Herz-Kreislauf-Probleme verursachen können. Fruchtsäfte oder Ketchup? Diabetes-Alarm! Es werden Verzehr-Empfehlungen gegeben, um die »Leistung und das Wohlbefinden« zu steigern, Angaben gemacht, wie häufig man Obst, Gemüse, Vollkornprodukte und Fleisch essen sollte oder in welchen Mengen man am besten trinkt.

In dieser Lesart ist Essen eine Konzentration an Nährstoffen und Fettsäuren, eine Maßeinheit, die man in bestimmten Dosen zu sich nimmt, wie eine Vitamintablette. Essen hat die Aufgabe, vor Krankheiten zu schützen. Dass Essen auch Genuss ist, wird in der Ernährungs-Charta nur am Rande erwähnt, vier Mal, um genau zu sein. Einmal, wenn es heißt, dass man Vielfalt genießen sollte – wobei man sich fragt, welcher Mensch jeden Tag dasselbe isst. Die Empfehlung rät, ausreichend Obst, Gemüse sowie Milchprodukte zu essen. Und das alles bitte langsam. Fleisch, Fisch, Eier, Butter, Weißbrot bitte nur maßvoll. Zucker und Salz? Am besten direkt vom Speiseplan streichen, alles ungesund.

Die Ernährungsempfehlung in Frankreich bildet das Essen gar nicht erst als wohlsortiertes Stillleben aus Staudentomaten, Haferflocken, Beeren und einer Glasflasche Milch ab. Sondern formt daraus kunstvolle Lachgesichter. Überhaupt taucht das Wort »Genuss« allein in der Einleitung des Ratgebers fünf Mal auf, insgesamt tatsächlich sechsunddreißig Mal.

Vielleicht ist ihr inniges, vertrauensvolles Verhältnis zum Essen eine Erklärung dafür, dass es den Franzosen, vor allem im Südwesten des Landes, gesundheitlich besonders gut gehen soll. Und dass, obwohl sie regelmäßig Rotwein trinken, in den Brotkorb greifen und fette Gänseleber essen. Die Forscher beschäftigt es bis heute: Sind die Franzosen tatsächlich gesünder als andere, und wenn ja, liegt es am Rotwein oder am Olivenöl, am Rohmilchkäse oder am Ende doch daran, dass die Franzosen kleinere Portionen essen, in Gesellschaft und nach klaren Abfolgen? Ernährungswissenschaftler nennen dieses Rätsel das »Französische Paradox«. Worauf die Franzosen lediglich mit einem gelangweilten Schulterzucken reagieren.

Schon klar, warum man in Deutschland irritiert auf das Wort »Paradox« zurückgreift. Das Raten um die Gesundheit der Franzosen bringt unsere orthodoxe Vorstellung vom Essen ins Wanken. Wir rätseln lieber, ob es irgendein Teilchen im Rotwein, Olivenöl oder Käse ist, der den Franzosen gesünder macht. Der Franzose gönnt sich stattdessen ein Gläschen Bordeaux und etwas Camembert dazu.

Dabei wird Gesundheit von sehr vielen Einflüssen bestimmt, von Genen, Arbeitsstress, Schlafmangel, Zufriedenheit, Luftverschmutzung, Lärm und dergleichen.

Weil aber der Akt des Essens, der Moment, in dem man etwas von außen in sich aufnimmt, im Unterschied zu anderen Faktoren bewusster wahrgenommen wird und so intim und unmittelbar ist, verlegt man sich aufs Wunschdenken. Und hofft, dadurch die Kontrolle über den Körper zu haben. Oder sogar mit dem Essen alle Probleme lösen zu können.

Es ist eine nette Pointe, dass ausgerechnet ein Franzose, der Sozialwissenschaftler Claude Fischler, einen sehr aufschlussreichen Aufsatz über die Ess-Kultur des modernen Menschen geschrieben hat, der den Titel *Food, Self and Identity* trägt. Darin erklärt der Autor, warum viele Menschen in der westlichen Welt heute beim Supermarkteinkauf eine ähnlich existentielle Panik empfinden wie der Frühzeitmensch beim Anblick einer cyanidhaltigen Pflanze. Für Fischler liegt es hauptsächlich an einem Phänomen, das er das »omnivore Dilemma« nennt.

Es besagt, dass der Mensch ein Allesvertilger ist, ihm also eine ganze Essenswelt zur Verfügung steht. Das unterscheidet ihn von anderen Lebewesen.

Wenn ein Koala ein Eukalyptusblatt sieht, langt er beherzt zu. Wenn ein Löwe eine Antilope aufspürt, greift er an. Der Mensch aber ist nicht darauf festgelegt, was er isst. Er ist ein Generalist. Er besitzt einerseits die Fähigkeit, sich an die unterschiedlichsten Umwelten anzupassen, muss in einem Überangebot aber auch erst einmal das Richtige finden.

Während er in der Frühzeit auf seine Sinne vertraute, wenn es darum ging, zu entscheiden, was giftig oder ungiftig war, vertraut er heute auf Rituale, Tabus, Traditionen. Er lässt sie darüber entscheiden, welche Tiere er essen darf oder welche nicht, in welcher Reihenfolge und zu welcher Uhrzeit.

Dass wir in Deutschland heute eine reduktionistische Sicht auf das Essen haben, es in Gut und Böse einteilen, liegt auch daran, dass das omnivore Dilemma aus der Frühzeit in gewisser Weise auf die westliche Welt übertragbar ist: Der Überfluss in einem Supermarkt katapultiert den Menschen geradewegs in einen Urwald voller Nahrungsmittel zurück. Die Fülle der Möglichkeiten, die vielen hundert Packungen, die mit Siegeln, Nährwertangaben, bunten Farben und originellen Designs um die Gunst des Käufers wetteifern, sind überwältigend.

Warum sie uns heute so überfordern?

Weil die Prinzipien, nach denen wir einstmals das omnivore Dilemma managten, an Bedeutung verloren haben oder nicht mehr funktionieren.

Wir kaufen in Deutschland mehr Fertigessen als in anderen europäischen Ländern. Vier von fünf Deutschen, so heißt es im aktuellen Ernährungsreport des Ministeriums für Ernährung und Landwirtschaft, machen ihre Einkaufsentscheidung dabei von Etiketten und Siegeln abhängig.

»Convenience-Produkte« nehmen uns die Einschätzung und Zubereitung ab.

Wir sind mit anderen Worten reine Konsumenten geworden, die nichts mehr über den Anbau oder die Herkunft ihrer Lebensmittel wissen,

Auch die Struktur unserer Mahlzeiten, die noch lange vom Industriezeitalter geprägt war, hat sich hierzulande seit der Jahrtausendwende radikal verändert. Sie ist effizienter geworden.

Ein ausgiebiges Mittagessen, wie es unsere Großelterngeneration noch zelebrierte, ist undenkbar, es passt nicht in den Arbeitsstrom oder konkurriert mit dem Sprint ins Fitnessstudio. Die Ernährung folgt diesem neuen Rhythmus. Das heißt, wir essen nebenher und möglichst schnell. Im Takt unseres Lebens.

Als Dr. Google mir erklärte, wie krank ich wirklich bin

Ein Mensch mit Orthorexie erlebt das »omnivore Dilemma« besonders intensiv. Häufig schnürte sich mir schon beim Betreten eines Supermarktes der Hals zu. Panik boxte mir dumpf in den Bauch, ließ meinen Körper taumeln. Die Regalflure kamen mir oft so surreal vor wie die Hotelgänge in Stanley Kubricks Film »Shining«, die säuberlich aufgereihten Pappschachteln und Plastikbeutel so austauschbar wie die Campbell-Suppendosen auf den Silk Screens von Warhol.

Hätte man in diesem Augenblick meinen Puls gemessen, er wäre auf dem Stresslevel eines Frühzeitmenschen gewesen, der in die gierigen Augen eines Raubtiers blickt. Mit dem Unterschied, dass ich keine Angst davor hatte, gefressen zu werden. Ich hatte Angst davor, das Falsche zu essen. Nur war mein Feind nicht so leicht auszumachen wie die fleischfressende Raubkatze in der Savanne. Im modernen Supermarkt lauerten in jedem Gang Gefahren. Je nachdem, welche neue Ernährungsstudie veröffentlicht wurde, war die Reihe, die mir letzte Woche noch Sicherheit gegeben hatte, kein Anker mehr. Sie war ein schwankendes Boot.

Mein Gehirn brauchte manchmal eine halbe Stunde, um die Zutatenliste einer Packung zu erfassen. Währenddessen griff ich schon zur nächsten, hielt dabei den Atem an und ließ den Blick eine Regalstufe weiter nach unten gleiten, panisch, immer auf der Suche nach der einen, hoffentlich erlösenden Information über irgendeinen ungesunden Stoff. Dabei raste mir immer häufiger der Stress durch den Körper, und nicht selten verließ ich den Laden mit leeren Händen.

Als bereits die Mehrzahl der Tage bei mir von solchen Sorgen bestimmt war, kam ich erstaunlicherweise immer noch nicht auf die Idee, dass irgendetwas mit mir nicht stimmen könnte. Ein Essproblem, ich? Das hätte ich jederzeit weit von mir gewiesen.

Dabei hatte ich eine ganze Reihe weiterer kritischer Verhaltensauffälligkeiten entwickelt. Wenn ich ein Restaurant nicht kannte, aß ich heimlich vorher zu Hause und war dann eben schon satt. Oder ich fragte den Kellner mit hochgezogenen Brauen, von welchem Hof das Fleisch käme. Selbstverständlich vorausgesetzt, dass es »bitte schön nicht aus irgendeiner Tierfabrik«, sondern aus nachhaltiger Landwirtschaft stamme.

Wenn ich selber kochte, dann nicht mehr aus Leidenschaft, sondern aus Kontrollwut. Jeden Morgen nach dem Aufstehen trank ich zwei Gläser Wasser, um den Darm aufzuwecken. Und dann, aber erst nach dem Toilettengang, einen milchsauervergorenen Rote-Beete-Saft für die Darmflora, schaukelnd im Mund, als wäre es ein Merlot. Um danach wiederkäuend einen glutenfreien, nach Sägespänen schmeckenden Buchweizenbrei zu essen, auch für das Wohl des Darms.

Ich hielt mich nicht für abgehoben. Ich hielt mich für überlegen.

Mein Essen kontrollierte ich zu diesem Zeitpunkt stärker als je zuvor. Ich hatte irgendwann angefangen, auf Reisen mein eigenes Essen mitzunehmen. Mein Leben wurde plötzlich in Tupperdosen und Alufolie organisiert.

Auf Langstreckenflüge bereitete ich mich vor wie andere auf eine Bergsteigertour. Ich konnte tagelang an wenig anderes mehr denken als daran, wie ich in der feindlichen Umgebung der Flugzeugkabine überleben könnte. Ich füllte meinen Rucksack mit Bananen, rohen Mandeln, gesunden Snacks eben. Als es dann so weit war und die Flugbegleiter den Essenswagen neben mir stoppten, wie automatisiert Papierservietten auf den Klapptisch schoben und mir mit gehetzter Stimme »Pasta oder Hühnchen?« zuriefen, schüttelte ich pikiert den Kopf. »Für mich bitte nur ein Wasser.« Und bevor die Stewardess überhaupt weiterfragen konnte, sagte ich noch mit dem passiv-aggressiven Ton eines Ernährungsspezialisten: »Still, bitte« und wandte mich ab. Denn Wasser *mit* Kohlensäure, das ist ja sauer. Das trinken nur die anderen. Die, die auch Flugzeugmahlzeiten mit Konservierungsmitteln und Farbstoffen aus Aluboxen essen. Die Ungesunden.

In meinem Kopf malte ich mir aus, dass die Crew und meine Sitznachbarn nun wohl vermuteten, ich sei ein Drogenkurier, der in seinem Darm zu einer Schnur aufgereihte, weintraubengroße Plastiktüten mit Kokain transportierte. Jede Nahrungszufuhr würde die Beutelchen zum Platzen bringen, also müsste ich fasten. Als Gegenbeweis zog ich dann einen dort deponierten Dattel-Mandel-Riegel aus der Sitztasche vor mir, riss mit breiter Geste die Silberfolie auf und kaute schmatzend, nach dem Motto: »Schaut her! Ich bin kein Spinner!« ...

... und dann kam er eben doch; der Tag, an dem ich genau das nicht mehr von mir weisen konnte. Das war, nachdem ich auf einen Artikel in der *New York Times* gestoßen war. Eigentlich handelte er von der Drunkorexia, einer Störung, bei der Menschen weniger essen, um mehr Alkohol trinken zu können. Aber es war auch noch von einer anderen Störung darin die Rede, einer, die offenbar immer mehr Amerikaner befiel: Die krankhafte Besessenheit, sich so gesund wie möglich zu ernähren.

Im Gegensatz zu Magersüchtigen zählten die Betroffenen keine Kalorien, sie achteten auf die Qualität von Zutaten und wie diese verarbeitet worden waren. Egal, was sie als gesund erklärten, sie entwickelten ein rigides Essverhalten. An dieser Stelle schrillten meine inneren Alarmsirenen los, weil mir dämmerte, dass dieses Essverhalten mein eigenes war.

Einige der Betroffenen, so las ich, litten nach einer Weile unter Mangelerscheinungen, andere magerten extrem ab. Man diagnostizierte bei ihnen eine »Orthorexie«.

Ich tippte O R T H O R E X I E in das Google-Feld. Und da war sie: meine Krankheit.

Ich, nur besser

In der Öffentlichkeit gibt es die Vorstellung, dass Essstörungen nur Frauen im Teenageralter treffen. Die meisten denken dabei an Magersucht, weil sie eine der sichtbarsten Formen von Essstörung ist. Der anorektische Körper zeigt den stummen Protest gegen die ungelösten Konflikte und die verlorene Identität am unmissverständlichsten.

In der Tat leiden Frauen fast drei Mal so häufig wie Männer an dieser Krankheit. Aber Essstörungen können jedes Alter, jedes soziale Milieu, jedes Geschlecht treffen. Bei Männern zeigen sich Essstörungen jedoch häufig anders als bei Frauen.

Männer werden dann beispielsweise süchtig nach Muskeln.

In der Bigorexie, wie diese Krankheit offiziell genannt wird, drückt sich ein dysmorphes Körperbild aus, das auch für die Magersucht symptomatisch ist. Während Magersüchtige sich als übergewichtig empfinden, wenn sich ihre Oberarme nicht mehr mit Daumen und Zeigefinger umschließen lassen und der Po beim Sitzen auf gepolsterten Stühlen nicht schmerzt, fühlen sich von der Bigorexie betroffene Männer untergewichtig, selbst wenn sie vor Muskeln nur so strotzen.

Bei der Orthorexie ist das Krankheitsbild weitestgehend unscharf. Einheitliche Erhebungsverfahren existieren noch nicht, es gibt daher keine zuverlässigen Zahlen zur

Verteilung von Alter, Herkunft oder Geschlecht. Je nach Studie sind weltweit drei oder sechs Prozent der Bevölkerung betroffen.

Die Risikogruppen sind bezeichnend: Ernährungswissenschaftler, Fitnesstrainer, Gesundheitsmitarbeiter und Medizinstudenten. Laut einer Studie soll die Orthorexie-Rate bei bis zu achtundfünfzig Prozent liegen. Jüngste Untersuchungen konnten diese Beobachtung nicht bestätigen. Was hingegen in jeder Studie auffällig ist: Besonders häufig sollen junge Frauen betroffen sein. Davon abgesehen wählt man aber auch gerne Frauen für Studien über zwanghaftes Essverhalten aus.

Dass ich sehr lang nur dachte, ich hätte ein kompliziertes Verhältnis zum Essen, aber keine Essstörung, lag auch daran, dass ich den Namen meiner Krankheit noch nicht kannte. Die Orthorexia nervosa ist noch nicht offiziell als eigenständige Krankheit eingestuft. Im Diagnostischen und Statistischen Manual Psychischer Störungen der *American Psychiatric Association* ist gar keine Rede von ihr. Auch in der internationalen Klassifikation der Krankheiten der Weltgesundheitsorganisation taucht sie nicht auf.

Dafür sind dort, neben den lang erforschten Störungen wie der Magersucht, Bulimie und dem Binge-Eating, das Pica-Syndrom aufgelistet, bei dem Betroffene ungenießbare Dinge wie Erde, Steine oder Papier essen, sowie die vermeidend-restriktive Nahrungsaufnahmestörung.

Alle weiteren Essensauffälligkeiten gelten als OSFEDS; andere näher bezeichnete Fütter- und Essstörungen. Diese

Diagnose trifft auf deutlich mehr als die Hälfte der Menschen mit einem pathologischen Essensverhalten zu.

Auch die Anorexie war nicht immer als eigenständige Krankheit eingestuft. Bevor man ihr im späten 19. Jahrhundert einen eigenen Namen gab, glaubte man, es handele sich bei dieser psychischen Störung um eine besondere Form der Hysterie, nicht aber, dass sich darin seelische Nöte ausdrückten. Erst als man einen Begriff für dieses Phänomen fand, wurde die Magersucht zu einer eigenen Krankheit. Das bekannte Diktum des französischen Philosophen Michel Foucault aus seinem Werk »Der Wille zum Wissen«, wonach Sprache nicht die Wirklichkeit beschreibe, sondern Sprache Wirklichkeit schaffe, trifft auf die Anorexie und viele Krankheiten zu.

Orthorexie, die Sucht nach gesundem Essen, beschreibt nicht Menschen, die sich besonders gut ernähren. Es beschreibt Menschen, die sich von morgens bis abends fragen, ob sie sich gesund ernähren. Welche Aminosäuren sie zu sich nehmen sollten, um noch gezielter ihre Hormonproduktion anzukurbeln. Ob sie bereits genügend Antioxidantien intus haben für die Bindung von freien Radikalen. Und ob ihre Leber nicht mal wieder gründlich gedetoxt werden sollte mit einem Schuss Apfelessig im Wasser.

Mit solchen Fragen befassten sich auch die Patienten, die Mitte der neunziger Jahre die Praxis von Steven Bratman aufsuchten. Der Arzt aus der Nähe von San Francisco praktizierte alternative Medizin und beschäftigte sich viel mit Ernährung, Yoga, Akupunktur sowie der Ökolandwirtschaft. Irgendwann bemerkte er, dass seine Patienten zunehmend um ihre Ernährung besorgt waren. Sie fragten sich, ob vegan oder makrobiotisch gesünder sei, Rohkost oder Fermentiertes? Auf eine merkwürdige Art empfanden sie sich, so notierte es Bratman, als heilig; wie Menschen, die sich ihr ganzes Leben der Unterstützung von Obdachlosen gewidmet hatten. Obwohl sie nur Tofu und Quinoa-Kekse verzehrten. Der Mediziner erkannte in ihren Gesundheitslehren Ernährungszwänge. Er selber litt nämlich ebenfalls darunter. Und er schlug ihnen vor, lieber mit ihnen zu arbeiten, als sie zu akupunktieren.

Bratman erfand für seine Patienten, in Anlehnung an »Anorexia nervosa«, den Namen »Orthorexia nervosa«. Er verband dabei den altgriechischen Begriff »orthos« für »richtig« und das lateinische Wort »orexis« für »Appetit«. 1997 veröffentlichte er seine Erkenntnisse in dem Magazin *Yoga Journal* und schrieb ein Buch, das er *Health Food Junkies* nannte. Dieses Buch hatte ein großes Echo. Und Bratman erfuhr, dass tatsächlich Menschen an jener Störung starben, weil ihre Ernährung durch Mangelerscheinungen immer einseitiger geworden war.

Was verbindet, was unterscheidet Orthorexie und Magersucht? Bei beiden sind die Ursachen nicht abschließend geklärt. Hinter beiden verbirgt sich der obsessive Wunsch nach Schlankheit und Körperkontrolle. Nur steuert man ihn bei der Orthorexie nicht auf direktem Wege – hungern, Diäten – an, sondern im Ausschlussverfahren. Ein Orthorektiker schließt Lebensmittel aus, indem er sie für ungesund erklärt. Er trickst sich selber aus. Und er trickst sich krank.

Perverserweise wird er dabei tatkräftig unterstützt. Von der Lebensmittelindustrie. Von den Medien. Von modernen Ernährungsgurus und ihrer pseudowissenschaftlichen Grammatik. So kommt er im Unterschied zum Anorektiker bis zu einem bestimmten Punkt ziemlich souverän durchs Leben. Er ist sogar oft berauscht, von sich selber, dem eigenen Verzicht und der Überlegenheit anderen gegenüber. Etwa wenn er an der Supermarktkasse nur unverarbeitete Lebensmittel auf das Band legt und die Menschen drumherum lauter Fertigessen. Wenn er auf einer Dinner-Party das Glas Champagner höflich mit den Worten »Danke, ich trinke nicht« ablehnt. Woraufhin meist die Frage kommt, warum man denn nicht trinke. Dann antwortet er triumphierend, dass Alkohol eine Droge sei, eine legale zwar, aber deshalb nicht weniger ungefährlich ... Schließlich werde Zucker auch frei verkauft.

Der Orthorektiker weiß: Andere klein zu machen, macht groß.

Ich war sehr lange einer dieser Menschen. Ich war ein Essens-Snob, missionierte andere, bildete mir alle möglichen Nahrungsmittelunverträglichkeiten ein, oder sollte ich sagen, ich bildete mir etwas auf die nicht existenten Intoleranzen ein? Viele Psychologen sagen, dass es bei den Betroffenen nicht direkt um Essen oder den Körper geht, sondern um die Identität, genauer um eine kriselnde Identität. In der Biografie von Magersüchtigen findet sich häufig ein

Übergriff; manche haben sexuelle Attacken erlebt, andere, dass ihre Privatsphäre im Teenager-Alter nicht respektiert wurde. Durch das eigene Aushungern verschaffen sich die Magersüchtigen die Kontrolle über ihre Existenz zurück. Der Körper wird zur Bastion dieses Kampfes.

Den Orthorektikern attestieren Psychologen häufig ein mangelndes Selbstwertgefühl. Sie versuchen, es über eine »reine« Ernährung aufzubessern. Genau das tat auch ich. Wenn ich mich wirklich »clean« ernährte, verspürte ich Hochgefühle, als sei ich der Dalai Lama. Wenn ich meinen Körper hingegen mit »schlechtem« Essen beschmutzte, geriet ich in eine Abwärtsspirale aus Selbstekel und Verachtung. Um dort wieder rauszukommen, rannte ich entweder unmittelbar zum Sport. Bevorzugt zum »Cross-Fit«, eine Art Zirkeltraining auf Speed. Ein Intervall-Training, das den Puls ähnlich herausfordern soll wie bei einem Beute jagenden Steinzeitmenschen.

Wahlweise zog ich mir einen »Fat Porn« rein. So sagt man zu Dicken-Sendungen im Fernsehen. Die Abnehmkämpfe der Übergewichtigen lösten in meinem aufgewühlten Innern ebenfalls Ekelgefühle aus, diesmal waren es schadenfrohe. Sie wirbelten meinen inneren Schmutz auf, der sich daraufhin wie ein Staubfilm verzog. Ich spürte, wie sich wieder Reinheit in mir ausbreitete.

Mit einer Orthorexie wird man im ursprünglichen Sinn des Wortes: asozial. Man sitzt als schlechtes, moralisches Gewissen stellvertretend mit am Tisch. Wie ein Politiker auf Wahlkampf-Tour platziert man gekonnt die Parolen der Ernährungsgurus mit dem unbedingten Willen, anderen

Menschen seine Lehren aufzuzwingen. Mit einer streberhaften Unart sprach ich beim Essen über das Essen, also jetzt nicht über die virtuose Zubereitung dessen, was vor mir auf dem Teller lag, sondern über die gesundheitlichen, zum Teil appetitvermindernden Folgen des Essens. Wer wollte ernsthaft von Verdauungssäften, Ausscheidungsprozessen und Darmbakterien-Kolonien hören, wenn er gerade in ein saftiges Stück Steak biss? Ich wundere mich bis heute, dass niemand mal »Nils, Stopp jetzt« gesagt hat. »Es reicht. Du verdirbst uns den Appetit.« Mit einer Orthorexie wird man sozial ganz schön ungelenk, unzumutbar.

Zwei Hände reichen nicht aus, um abzuzählen, wie viele Menschen ich damals mit meinen Belehrungen und Maßregelungen über Ernährung vor den Kopf stieß, indem ich ihnen indirekt mangelnde Moral und Bildung unterstellte.

An wie vielen Abendessen ich die Stimmung vermasselte, weil die einzige Beilage, die ich mir einbildete zu vertragen, nicht mehr verfügbar war.

Wie viele Menschen Angst vor mir hatten, wenn ich urplötzlich und für sie unerklärlicherweise aggressiv wurde, weil ich innerlich mit mir kämpfte, weil ich doch mal etwas gegessen hatte, das ich mir verboten hatte.

Wie viele Dramen es gab, weil ich allein bestimmen wollte, wann und wo mein Freund und ich aßen.

Ich war zum Kontrollfreak geworden, zerrissen zwischen Zwang und Scham.

Hier spricht die Schuld

Die meisten Menschen in diesem Land leiden nicht an einer Essstörung. Trotzdem entwickeln hierzulande mehr und mehr ein verkrampftes Verhältnis zum Essen. Keine gefühlte Wahrheit: Laut jüngsten Erhebungen soll jeder vierte Deutsche inzwischen bestimmte Nahrungsmittel im Supermarktregal liegen lassen, weil er glaubt, er vertrage sie nicht. Dabei betreffen Lebensmittelintoleranzen nur eine kleine Minderheit, je nach Unverträglichkeit zwischen ein und fünfzehn Prozent der Bevölkerung.

Wer uns Menschen in westlichen Kulturen zuhört, wenn wir über das Essen sprechen, also *wirklich* zuhört, wer unsere Zeitungen und Blogs und Selbstoptimierungs-Bücher liest, der müsste eigentlich auf der Stelle panisch oder paranoid werden. Oder eben zum Orthorektiker.

Im Restaurant fragt der Kellner, während wir uns gerade noch den Stuhl unter den Hintern ziehen, bereits nach Unverträglichkeiten.

Wer nicht raucht, mit dem Fahrrad statt dem Auto fährt und auch beim Essen auf seine Gesundheit achtet – also keinen Zucker isst, mehr Gemüse als Fleisch, kein Brot –, fällt auf und wird interessiert oder auch neidvoll betrachtet.

Wer sich in der Sportumkleide oder am Strand auszieht und seinen makellosen Körperfettanteil präsentiert, wird mit ungenierten Blicken abgescannt.

Unser Umgang mit Essen ist hysterisch, misstrauisch

und pathologisch geworden. Nichts oder wenig zu essen, wird in unserer Gesellschaft belohnt; durch staatliche Bonusprogramme, durch die Modeindustrie, durch Aufmerksamkeit. Und die ist in Zeiten von sozialen Medien das höchste Gut. Ein Verstoß gegen die Regeln wird wiederum mit Schuldgefühlen geahndet, implizierten oder selbst verursachten.

Schon die Semantik ist heutzutage darauf angelegt, möglichst ausgewählt zu essen. Wobei die Definition von ausgewählt ständig wechselt.

Das Vokabular, mit dem wir unser Essen beschreiben, ist so verpestet, wie man es einigen seiner Inhaltsstoffe nachsagt. Nahrungsmittel werden bezeichnet als Sünde, Gift oder Bombe. Inhaltsstoffe führen unweigerlich zu Fettleibigkeit, zu Diabetes Typ 2, zu Herz-Kreislauf-Erkrankungen, Gicht oder Allergien. Zum Tode führen kann es auch, als verkeimtes oder verseuchtes Gemüse und Obst.

Es braucht nicht viel, um einen Ernährungsschuldmythos zu fabrizieren. Nach einer fadenscheinig gezimmerten Drohkulisse (»Weizen macht dumm!«), den immer gleichen Slogans (»Wie gesund ist Kaffee wirklich?«) und ein paar wenigen Begleitsätzen (»Immer gründlich kauen«) kommt es selbst dem rationalsten Zeitgenossen gar nicht mehr absurd oder irrational vor, wenn er hört, dass er Früchte ab sofort am besten nur noch mit zweistündigem Abstand vor oder nach einer Mahlzeit essen sollte, weil sie nur dann richtig verdaut werden können.

Gesundheits-Blogger verkaufen diesen neuen Trend

bereits als »*food combining*«. Dabei stammt die Lehre dazu aus dem frühen 20. Jahrhundert. Als sie aufkam, nannte man sie Trennkost.

Weil wiederum die Industrie seit Jahrhunderten darauf zählen kann, dass kaum ein Geschäftsmodell so rentabel ist wie die Angstmacherei, knöpft sie dem Kunden Tausende für einen Mixer ab, weil der mit Drehzahlen eines Motorrollers den Grünkohl für den Smoothie vermeintlich besonders vitaminschonend häckseln soll. Und Grünkohlsmoothies, das weiß man ja auch schon seit einiger Zeit, verlängern das Leben ...

Ganz gleich, ob man schon als Kind gelernt hat, den Hütchenspielern in Einkaufsstraßen nicht über den Weg zu trauen – im Biomarkt legt man plötzlich ganz selbstverständlich Gojibeeren und Chiasamen auf das Kassenlaufband, aufgrund der Behauptung, dass sie magische Kräfte besitzen und daher als »Superfood« ge-rebrandet wurden, was das andere Essen zum Nicht-Superfood deklassiert.

Wir alle leben ständig in dem Glauben, unser »Sündenkonto« irgendwie ausgleichen zu müssen. Durch noch mehr Aufmerksamkeit, noch mehr Auslese, Spezialisierung, Ernährungslehre, Sport. Wer die Gesetze aufgestellt hat, gegen die wir alle permanent verstoßen? Das ist plötzlich zweitrangig.

Ich selber lebte nach Regeln, die ich beim Blättern von amerikanischen Frauenmagazinen aufgeschnappt hatte oder auf zweifelhaften Gesundheitsseiten im Internet. In einer Mischung aus interessengesteuertem Halbwissen, Bauchgefühl und Autosuggestion begann ich, manchem

Essen magische Qualitäten zuzuschreiben. Mandeln waren nunmehr nicht einfach Nüsse, sie waren »Brainfood« und steigerten meine Gehirnleistung wie Ritalin. In den Pseudogetreidesorten Quinoa und Amaranth sah ich »Power-Körner« für einen Power-Körper, immerhin hatten sie schon den Azteken zu Kraft und Schönheit verholfen. Anderem Essen sprach ich solche Qualitäten ab. Echtes Getreide, vor allem Weizen, verklebte die Darmwand. Es drohten Lethargie und Immunstress. Soja führte zu Mangelerscheinungen, weil es »Antinährstoffe« enthielt; sie sogen doch angeblich alle Mineralien wie einen Schwamm auf.

Drei oder vier Jahre bevor ich mir die Frage stellte, wie es so weit hatte kommen können mit mir, hatte ich im späten Sommer des Jahres 2013 von Arbeitskollegen ein veganes Kochbuch zum Geburtstag geschenkt bekommen. Nicht, dass ich ernsthaft mit dem Gedanken gespielt hatte, ein Veganer zu werden. Aber dank meiner Gesundheits-Propaganda hatte sich herumgesprochen, dass mich die Vorstellung, zumindest hin und wieder pflanzlich zu essen, reizte.

Damals verspürte ich am Rande meines Bewusstseins bereits einen gewissen Fleisch-Ekel, ausgelöst durch die Achtlosigkeit, mit der, wie ich fand, Lebensmittel im Allgemeinen und Fleisch im Besonderen zubereitet wurden. Wenn etwas nicht »bio« war, schoss eine ganze Kette von Gedanken an Schmutz durch meinen Kopf. Wenn ich bemerkte, dass Essen künstliche Zusatzstoffe enthielt, gab mir das ein unsauberes Gefühl. Vegan erschien mir damals wie die unerreichbare Königsklasse der reinen Ernährung. Nicht von ungefähr, schließlich erfuhr man schon damals regelmäßig von einer Legion von Autoren, Medizinern und Schauspielern, dass man mit einer veganen Ernährung nicht nur das Tierwohl verbessern könnte, sondern auch das Selbstwohl.

Noch Jahre zuvor hatte ich mit Vegansein das Hippiehafte und die Radikalität vergangener Tage verknüpft, nächtliche Schlachthaus-Attacken, klapprige Ökomärkte und selbstangerührte Getreidemilch.

Als aber dann der Schriftsteller Jonathan Safran Foer 2009 sein viel beachtetes biografisches Sachbuch *Eating Animals* veröffentlichte, das ein Jahr später in Deutschland unter dem Titel *Tiere essen* erschien, und die deutsche Autorin Karen Duve fast zeitgleich in einem ähnlichen Werk mit dem Namen *Anständig essen* herausbrachte, rückte die Bewegung weiter vor, in die Mitte der Gesellschaft – bis heute mit einer jährlichen Zuwachsrate von fünfzehn Prozent, um genau zu sein, wie das Markt- und Meinungsforschungsinstitut *Skopos* in einer repräsentativen Umfrage herausfand.

Heute gibt es viele Foers und Duves bei uns. Man geht von 1,3 Millionen Menschen aus, die ein mehr oder weniger veganes Leben führen. Vor neun Jahren, als die Bücher der beiden Autoren erschienen, waren es achthunderttausend Menschen. Nicht nur die Zahl, auch wie man dieses Leben führt, hat sich radikal verändert. Man findet in jeder größeren Stadt vegane Supermärkte, in den Regalen von Discountern hin und wieder gelatinefreie Süßigkeiten und

Kokosmilchjoghurt und kann selbst ethisch korrekte Weihnachtsmärkte besuchen, von Dresden bis Duisburg.

Der Umsatz mit veganen Lebensmitteln wächst rekordhaft mit jährlichen Raten von siebzehn Prozent. Mehr als die Hälfte der Deutschen wünscht sich vegetarische Gerichte in Restaurants, wie die *Gesellschaft für Konsumforschung* herausfand. Auch in den Ratgeber-Regalen macht sich Vegan-Kultur breit. 2010 sollen hierzulande gerade einmal drei vegane Kochbücher verlegt worden sein, 2015 sollen es bereits hundertneunzehn gewesen sein.

Ist eine Ernährungsform wie der Veganismus heute vielleicht wirklich eine Art Ersatzreligion, wie viele Sozialwissenschaftler behaupten, etwas für Menschen, die sonst nicht mehr viel haben, an das sie glauben können? Zumindest finden sich in ihrem Kontext viele der Begriffe wieder, die wir früher mit Religion verbunden haben: Glauben, Schuld, Büße, Sünde, Bekenntnis, Missionieren.

Es gibt einen weitverbreiteten Witz, in dem, wie in vielen Witzen, ein wenig Wahrheit liegt. Er lautet folgendermaßen:

Woran erkennt man einen Veganer?

Er sagt's dir.

Es mag ein Vorurteil sein, dass Veganer den zwanghaften Drang haben, sich sofort zu bekennen, doch meiner Erfahrung nach ist es tatsächlich so. Und selbst, wenn ein Veganer seinen Mund hält und auch kein Motto-Shirt mit dem Aufdruck »Post Generation Milk« trägt, outet er sich in diesem Land spätestens beim Grillabend. Als personifiziertes schlechtes Gewissen.

Der amerikanische Autor und Kognitionswissenschaftler Steven Pinker schreibt in seinem Werk *Gewalt: Eine neue Geschichte der Menschheit*, dass sich unsere Vorstellungen von Tugend und Moral mit Gefühlen von Reinheit und Ekel ausdrücken. Auf der einen Seite würde Unmoral mit Schmutz, Hedonismus und Verderbtheit gleichgesetzt, auf der anderen Tugend mit Reinheit, Keuschheit, asketischem Leben und Mäßigung. Dieser Zusammenhang wirke sich auch auf unsere Einstellung gegenüber Lebensmitteln aus. Fleisch zu essen sei schmutzig und lustvoll und deshalb etwas Schlechtes, eine pflanzliche Lebensweise sauber und enthaltsam und deshalb gut.

Das hat dazu geführt, dass sich sehr viele vegan lebende Menschen in diesem Land moralisch überlegen fühlen. Es erklärt auch, warum wir eine vorwiegend pflanzliche Ernährung heute als »Clean Eating« bezeichnen. Frei übersetzt bedeutet der Begriff »reine Ernährung« und beschreibt einen Essensstil, bei dem man Lebensmittel mit mehr als fünf Zutaten meidet und auch weitestgehend tierische Produkte, Weißmehl, Zucker sowie Salz.

In Wahrheit praktiziert man beim Clean Eating Vollwertkost. Dieses Wort jedoch ist freudlos, unsexy, es stammt aus dem Zeitalter von Videorekorder und Brettspielen; in der Ära von politischer Korrektheit und Selbstoptimierung hat es ausgedient. Mit Clean Eating, aber auch Bio, Slow, Vegan und dergleichen gibt man sich als pflichtbewusster Mensch zu erkennen, der die kulturellen Spielregeln der Moral kennt. Man signalisiert den anderen: Seht her, ich bin einer, der auf seine Performance achtet. Ich bin keiner, der prekäres Industrieessen kauft.

In Anwesenheit von Veganern gesteht beim Abendessen niemand gerne, dass er gelegentlich Fleisch aus dem Discounter in die Pfanne schmeißt. Wagt er es dennoch, verwandelt sich das plaudernde Miteinander in einen Shitstorm aus Anschuldigungen. »Was-du-isst-Antibiotika-Fleisch«-Tiraden wechseln sich mit »Das-bisschen-schadet-doch-wohl-nicht«-Verteidigungen ab.

Dass man heutzutage nicht ideologiefrei über das Essen reden kann, hat auch etwas mit dem ermahnenden Fingerzeig der Politik zu tun. Wann immer es einen Lebensmittelskandal gibt, bekommt man zu hören, die Verbraucher würden mit ihrem Einkaufsverhalten über die katastrophalen Zustände in Tierbetrieben und Monokulturen entscheiden, weil sie immer mehr von allem zu einem immer kleineren Preis bekommen wollen.

Das Grundproblem dieser Argumentation ist natürlich, dass damit unterstellt wird, man selbst sei für die Lebensmittelkrisen verantwortlich.

Also erneut: Schuld.

Dabei ist der mangelnde Schutz von Tieren und der Ökologie ein Versäumnis der Politik. Diese Verantwortung weisen unsere Politiker allerdings weitestgehend von sich. Schließlich produziert die hiesige Gesundheitspolitik mit ihren Förder- und Bonusprogrammen, Ernährungsregeln und Präventionsmaßnahmen das gesellschaftliche Verständnis von Eigenverantwortung.

So wird Menschen, die nicht vegan, regional oder öko essen, heute von allen Seiten attestiert, sie seien nicht pflichtbewusst, womöglich auch in anderen Dingen. So dass viele nach jedem Strohhalm greifen, um doch noch »Verantwortung zu übernehmen« und so vielleicht Erlösung in einer gesunden Ernährung zu finden.

Ihre Utopie ist fortan die Selbstoptimierung. Eine Welt, in der man Fruchtsäfte und Limonaden aus Angst vor Fettleibigkeit besteuern sollte. Eine Welt, in der es keine Bäckereien mehr geben sollte. Damit die Illusion von der machbaren Gesundheit um keinen Preis an Wirkung verliert.

Es handelt sich dabei um die Moralvorstellungen einer neoliberalen Identität. Nicht-Kocher werden als Genussfeinde stigmatisiert. Im selben Atemzug wird gegen Ernährungsdogmen von Veganern und Vegetariern gewettert. Gleichzeitig heißt es, man müsse »auf die Kraft der Qualität vertrauen« und »minderwertigem Industrieessen abschwören«.

Diese Meinungen kommen aus dem Schutzbereich des gutverdienenden Bildungsbürgertums, in dem der Diskurs unserer Ernährungspolitik verteidigt wird: Der gute Geschmack ist der moralische. Wehe dem, der keine Zeit, kein Geld oder einfach keine Lust hat, sich pausenlos Gedanken um sein Essen zu machen.

Mittlerweile reicht es auch längst nicht mehr aus, einfach »nur« vegan zu sein. Ein Kochbuch wie jenes, das ich geschenkt bekommen hatte, das für frische Fleischaussteiger naiv Königsberger Klopse oder Geschnetzeltes aus Tofu oder Seitan nachahmt, sucht man in der neueren Ratgeberliteratur vergeblich.

In Zeiten, in denen Essen als »Superfood« und »Clean

Eating« aufgefasst wird, tauchen Tierrechte, Ökologie und Klimaschutz als Argumente nur mehr am Rande auf. Man verlangt vom Essen heute, dass es die Gehirnleistung verbessern und, ja, nichts weniger als die Lebensdauer verlängern soll. Klar, dass es vielen Menschen auch bei der veganen Ernährungsweise heute ganz egoistisch um die eigene körperliche Existenz geht.

Die aktuelle Generation an Büchern trägt jedenfalls Titel wie *Vegan for Fit* oder *Come Clean*. Wenn Deutschlands bekanntester Vegan-Aktivist, Attila Hildmann, ein erfolgreiches Buch mit dem Namen *Vegan for Youth* herausbringt, behauptet er darin tatsächlich, mit einer veganen Ernährung ließe sich das biologische Alter um mindestens fünf Jahre zurückschrauben.

Hildmann führt die Telomer-Forschung zum Beweis an, ein junges Studienfeld, das einen Aspekt des Alterungsprozesses damit erklärt, dass sich die Enden unserer Chromosomen, die so genannten Telomere, bei Kopiervorgängen im Lauf des Lebens verkürzen und die Zelle somit altert. Sekundäre Pflanzenstoffe sollen den Prozess laut Hildmann abbremsen, indem sie die Produktion des Enzyms Telomerase fördern. Tierische Nahrung hätte den gegenteiligen Effekt. Klingt überzeugend. Doch in der Medizinwelt existieren bisher keine stichhaltigen Belege für die Wirksamkeit. Überhaupt ist der gesamte Telomerase-Mechanismus noch nicht abschließend erforscht.

Es werden heute zunehmend Nachhaltigkeit und Achtsamkeit verlangt. Der Anspruch auf Leistungsfähigkeit ist geblieben. Mit Veganismus hat man ein massentaugliches Navigationssystem für diese Anforderungen gefunden: eine spirituelle Variante der Selbstoptimierung.

Überhaupt ist die Vorstellung, mit veganem Essen ließen sich Körper und Geist steigern, gerade vielerorts beliebt. Im deutschen YouTube findet man Kanäle, die *Roh Vegan am Limit* heißen und auch liefern, was sie versprechen: Video-Anleitungen, wie man mit einem veganen Lebensstil zum Muskel-Gott werden kann. Klar, dass man dafür auch Nahrungsergänzungsmittel braucht, vegane natürlich. Sie werden von den YouTubern komponiert und in ihren eigenen Online-Shops verkauft.

Man entdeckt den Optimierungsgeist auch offline, bei Aktionen wie dem Wohlfühl-Programm *Veganuary*. Einmal im Jahr können sich zivilisationsmüde Briten bei der gleichnamigen Organisation anmelden, um einen Monat lang in einer Art Alltagstest vegan leben auszuprobieren. Nicht ganz unwichtig zu erwähnen: die Aktion startet jedes Jahr pünktlich im Januar, wenn die Menschen wieder einmal gute Vorsätze gefasst haben; abnehmen, weniger trinken, mehr Sport treiben.

Im Grunde genommen reiht sich Veganismus damit in die Ich-besser-mich-Kultur der beliebten Vorsätze ein. Man kann ein paar ungeliebte Laster loswerden und sich gemäß den kulturellen Idealen verschlanken. In den sozialen Medien werden unter dem Hashtag #vegan fast siebzig Millionen Bildchen angezeigt, auf den beliebtesten tatsächlich auffallend viele junge Frauen mit kleinen Yoga-Körpern, die erklären, wie man genauso einen Körper haben kann.

Dennoch erlauben sie sich eine Designer-Schultertasche aus Echtleder. Sich bloß um das Tierwohl zu kümmern, konkurriert in Zeiten von Selfies mit der Sorge um den eigenen Körper.

Die britische Psychotherapeutin und Autorin Susie Orbach, die auf Essstörungen spezialisiert ist und auch schon Lady Diana als Bulimie-Patientin auf der Couch hatte, ist der Ansicht, vegane Ernährung funktioniere nicht nur wie eine Diät, sie findet, es sei eine Essstörung. Bei einer Konferenz zum Thema Essstörungen, die im Sommer 2018 in Berlin stattfand, formulierte sie in einem Vortrag den radikalen Gedanken, dass vegane Menschen glaubten, moralisch zu handeln. Tatsächlich aber klammerten sie derart viele Lebensmittel aus, dass jedem Fehltritt Gefühle der Schuld und des Selbsthasses folgten. Die US-amerikanische Non-Profit-Organisation »National Eating Disorder«, die Betroffene und ihre Angehörigen in Sachen Essstörungen berät, hat Veganismus 2015 sehr konkret als Alarmsignal einer »Binge Eating«-Störung eingestuft. Bei der Fresssucht, wie man auch dazu sagt, verschlingen Betroffene wie in einem Wahn Unmengen an Essen in kürzester Zeit und »überfressen« sich. Die obsessive Beschäftigung mit bestimmten Lebensmitteln, wie eben beim Veganismus, kann ein erstes Warnzeichen für diese Störung sein.

In der Tat sind die Regeln heute sehr viel strenger als zu Beginn der Bewegung. Neuerdings rümpfen Extrem-Veganer bei Avocados und Mandeln die Nase. Einst Symbole des grünen Lebensstils, gelten sie inzwischen als unrein. Der

Grund? Zum Anbau werden ganze Bienenkolonien in Massentransporten um die Welt verfrachtet.

Diese Veganer zeigen Orbachs Meinung nach Symptome einer ausgewachsenen Essstörung. Sie begreifen ihr zwanghaftes Verhalten als Tugend und fühlen sich nach dem Verzehr unerlaubter Speisen schmutzig und entwertet – in gewisser Weise erging es mir mit meiner Orthorexie auch so.

In der Grauzone

Der Orthorexie-Kranke sucht im Kontrollwunsch nach immer neuen, immer vielversprechenderen Ernährungsstilen. Und läuft dabei zielstrebig in die Arme von Ernährungsgurus.

Genau genommen haben die Menschen schon seit der Antike Ernährungsratschläge befolgt. Man könnte Pythagoras als Urvater moderner Gesundheitsgurus bezeichnen. Er, der asketisch ausschließlich Gemüse und Getreidebrei und im hohen Alter gar nicht mehr aß, hat seinen Anhängern den Genuss von Fleisch untersagt, und sie folgten seinem Rat. Nicht aus Sorge um das Tierwohl, sondern im Glauben an eine Seelenwanderung.

Im Altertum und bis zum Mittelalter glaubte man den Ideologien des Mediziners Galenos von Pergamon. Im genusssüchtigen Rom des 2. Jahrhunderts fürchtete man seine strengen Speisevorschriften, denn er vertrat die Theorie, dass man die Nahrung peinlich genau auf die Körpersäfte abstimmen sollte. Das klang schon damals wissenschaftlich und sollte jahrhundertelang das Essverhalten im europäischen Kulturraum prägen, bis sich die Theorie als kompletter Unfug erwies.

Doch die Geschichte wiederholt sich. Auch heute erheben wir die Frage, was wir essen, zur Wissenschaft und vertrauen in die absurdesten Ernährungsratschläge, die Essen in Träger von guten und schlechten Stoffen einteilen.

Kurze Zeit nachdem ich bei dem Sportmediziner gewesen war und mit Low-Carb angefangen hatte, begann auch meine Sucht nach den Lehren der Ernährungsgurus. Ich verzog mich in eine Filterblase aus Blogs, Foren und sozialen Medien. Nebenbei sammelte ich meine Informationen selektiv aus Zeitungsartikeln, Ratgebern und Fernsehsendungen. Beinahe autistisch, abgeschirmt von der Außenwelt, traf ich auf Menschen, die meinen Mythos festigten und mich zu immer strengeren Essensregeln anspornten, ohne dass ich die Restriktionen kritisch hinterfragte.

Wie konnte das mir, einem Journalisten, passieren? Warum drohte ausgerechnet ich, dessen Job es ist, der Wahrheit hinterherzurecherchieren und Sachverhalte kritisch zu hinterfragen, plötzlich in einem Meer aus Halbwahrheiten zu ertrinken?

Wenn Menschen wenig Ahnung von einer Sache haben, ihre Unzulänglichkeiten aber verkennen, bezeichnen Populärwissenschaftler das gerne als »Dunning-Kruger-Effekt«. Interessant dabei ist: Je weniger Kenntnisse diese Menschen von etwas besitzen, desto sicherer sind sie in ihren Ansichten. Im Grunde erklärt das den Zauber, der die Ernährungsgurus umgibt, und auch, warum dieser Zauber seriösen Wissenschaftlern fehlt. Je mehr sie über eine Sache wissen, desto eher erkennen sie, wie wenig sie eigentlich wissen. Und das ist bedrohlich.

Es gibt ohnehin schon so viele Unbekannte in der Gleichung Leben. Gene, ein Unwetter, ein unglücklicher Zufall. Die Angst, plötzlich davon heimgesucht zu werden, wird stiller, wenn man dem Unberechenbaren eine Methodik entgegensetzt. Tatsächlich lässt sich das zermürbende Gefühl von der Unberechenbarkeit des Schicksals am besten aus den Gedanken vertreiben mit etwas, an das man glauben kann. Ganz gleich, ob es ein Gott ist, die Esoterik oder eine Ernährungsideologie.

Das Vehikel des Gurus ist die Ernährungslehre. Diäten sind Teil seiner Erzählung. Mit einer Diät kann der Guru im Namen der Wissenschaft die Rechtmäßigkeit einer Ernährungsweise behaupten und stellt sie mit denselben Mitteln in Abrede. Seine Erzählung impliziert wirkungsvoll, dass uns Ernährung krank machen kann, aber genauso auch wieder gesund. Sie handelt von Genuss und Sünde, dünnen und fetten Körpern. Gurus setzen nicht auf die Wahrheit; abwägen und diskutieren wollen sie nicht. Sie wollen einfache Antworten auf komplizierte Ernährungsfragen geben.

Für den, der seine Angst vor dem Leben, dem Schicksal, der Unberechenbarkeit stillen will, sind einfache Antworten wohltuend.

Die erfolgreichen Ernährungsgurus von heute beherrschen es mühelos, mit simplen Botschaften diffuse Zweifel zu zerstreuen. Sie betreiben Portale, Blogs und Foren wie das Schweizer Portal *Zentrum für Gesundheit*. Es wurde eine Art Evangelium, Lebensberater und Kummer-Ecke für mich.

Portale wie diese funktionieren auch wie ein Perpetuum mobile. Sie erzeugen einen Bedarf. Wenn ich wissen wollte, was ich eigentlich nie hatte wissen wollen – ob Vitamin D vor Krebs schützt oder der Süßstoff Aspartam die Krebsrate erhöht –, im *Zentrum für Gesundheit* fand ich die Antwort.

Während beide Fragen in den Ernährungswissenschaften noch kontrovers diskutiert wurden, war die Sache im *Zentrum für Gesundheit* bereits entschieden. Das übte auf mich eine unwiderstehliche Anziehungskraft aus.

Ich begab mich nur allzu gerne in den Bann unkomplizierter Lösungen. Obwohl es auf vielen dieser Seiten und Foren genügend Hinweise gegeben hätte, dass die Inhalte unseriös oder zumindest: tendenziös waren, blieb mein Verstand davon unberührt. Ich ignorierte, dass die gerade erwähnten redaktionellen Beiträge über Krebs zum Kauf von Vitamin-D-Präparaten oder dem pflanzlichen Süßungsmittel Stevia aufriefen. Dass die Quellen zitierter Studien zwar genannt, die Schlussfolgerungen daraus allerdings verdreht wiedergegeben wurden. Und dass aus dem Impressum der meisten Webseiten nicht klar herauszulesen war, wer hinter den Beiträgen steckte.

Entscheidend für mich war nicht die Wahrheit, sondern die Glaubhaftigkeit. Mir reichte, dass die Seiten Namen trugen, die nach staatlich anerkannten Organisationen klangen. Ich empfand es als euphorisierend, dass sie eine medizinisch anmutende Fachsprache verwendeten, die gleichzeitig keinerlei Assoziation mit aseptischen Linoleumfluren oder surrendem Neonlicht hervorriefen.

Die Botschaften und Umschreibungen im Internet stammten eher aus einer sinnlicheren Welt, in der Krankheiten mit Metaphern wie »Adrenal fatigue« diagnostiziert und mit »Heiligem Basilikum« oder »Himalaya-Meersalz« behandelt wurden.

Es war unerheblich, dass Lebensmittel nach der *Health*

Claims-Verordnung in der Europäischen Union nicht als »gesundheitsförderlich« oder »heilsam« beworben werden dürfen, wenn es dafür keine Belege gibt. Diese Verordnung wurde 2006 vom Europäischen Parlament zum Schutz der Verbraucher erlassen. Daraus geht auch hervor, dass Nährwert und gesundheitsbezogene Angaben nicht »falsch« oder »irreführend« sein dürfen, sich auf allgemein akzeptierte wissenschaftliche Daten stützen müssen.

Allerdings: Für Ratgeberbücher, Gesundheitsportale, soziale Medien und Blogs gilt dieses Verbot nicht. Ernährungsgurus ist es nach wie vor erlaubt, die medizinische Wirksamkeit von Diäten und Lebensmitteln anzupreisen, ob erwiesen oder nicht. Und sie haben ein bemerkenswertes Talent dafür, aus eigenen Wahrheiten treffsichere Pointen abzuleiten. Sie bezirzen ihre Leser mit dem Charme von Heiratsschwindlern. Und es werden täglich mehr. In der Echokammer von Social Media erreichen sie auf der Foto- und Videoplattform Instagram als »Influencer« Hunderttausende Nutzer – und leben dort ohne entsprechende Ausbildung vor, wie die einzig gesunde Ernährung auszusehen hat: clean, vegan, raw.

Die Follower werden also ermutigt, verschiedene Lebensmittelgruppen kategorisch abzulehnen. Und nehmen die Werte und Ansichten in ihrem System der Gleichgesinnten als sehr viel verbreiteter wahr, als es diese tatsächlich sind. Eine Filterblase für Essgestörte, die sich so gegenseitig bestärken und zu immer strengeren Essensregeln anstacheln, ohne die Restriktionen kritisch zu hinterfragen. Und die entbehren häufig jeder wissenschaftlichen Grundlage.

Laut dem Verein *National Eating Disorder* sind solche Social-Media-Accounts ein idealer Nährboden für Orthorexie. Tatsächlich sollen Menschen, die sich regelmäßig in sozialen Medien aufhalten, häufiger Symptome einer Orthorexie aufweisen. Die britischen Psychologinnen Pixie Turner und Carmen Lefevre vom *University College London* haben dazu 2017 eine Untersuchung veröffentlicht. Schuld sei, so die beiden Autorinnen, eben genau der Echokammer-Effekt. Vollkommene Verblendung.

Immerhin gibt es mittlerweile unter dem Hashtag #orthorexiarecovery auf Instagram eine Gegenbewegung zu den Açai- und Grünkohl-Stillleben der Gurus; bereits siebzigtausend Einträge mit Pancake-Stapeln (Gluten! Zucker!) und, wie zum Trotz, mit sehr vielen Toast-Ecken. Die jahrelang unterdrückten Essensgelüste, hier kommen sie zum Vorschein.

In meiner Hochphase kannte ich diese Welt noch nicht. Ich tummelte mich gebannt in den Foren von Ernährungsblogs. Dort gab es immer jemanden, der die Dinge so ähnlich sah wie ich, oder jemanden, der so verrückt war, sie nicht so wie ich zu sehen, mit dem Effekt, dass ich meine Position in der Abgrenzung schärfen konnte. Es war mir egal, dass ich von diesen Menschen nicht viel mehr als ihre Einstellung zum Essen kannte, nicht ihre politische Haltung, nicht ihr soziales Umfeld, nicht ihren Beruf oder Bildungsgrad. Wie sollte ich in der Online-Welt auch überprüfen, ob ein Kommentator ausgebildeter Mediziner war oder einfach ein Hobbyguru? Für mich waren sie kompetente Gradmesser, sobald sie meine Theorien mit weiteren

Beispielen belegen konnten. Ich hielt die nutzlosesten Meinungen für Fachwissen, weil das Cyberspace und die sozialen Medien Falschaussagen so lange wiederholen, bis sie wahr werden. So werden die Botschaften der Ernährungsgurus weiter- und weitergegeben.

Auch auf der Website des spirituellen Wohlfühlunternehmens *Goop* kamen mir die wenigsten Ratschläge seltsam vor, obwohl dort Wasser im eigenen Online-Shop verkauft wurde, für 84 Dollar, weil es durch einen Amethyst-Stein mit positiver Energie durchtränkt worden sei …

Ich musste auf der Seite nur über jemanden lesen, der aufgehört hatte, sein Essen zu kochen, weil bei zweiundvierzig Grad die Enzyme zerstört würden, und ich tat es ihm nach. Getreu einer anderen Empfehlung trank ich sieben Tage lang nur Grünkohlsaft und bekam schlimmsten Durchfall; egal. Genauso folgte ich anderen Gurus, die eindringlich davon erzählten, wie eine bestimmte Ernährungsweise sie von einer Krankheit geheilt hatte. Ich war von ihrer frei erfundenen Medizinsprache verblendet. Und ich wollte ihren Halbwahrheiten glauben.

Im Nachhinein weiß ich, dass in meinem Krankheitsverlauf das Wort »Glauben« sogar das entscheidende war. Glauben ist das, was Gurus erzeugen müssen, um von der Tatsache abzulenken, dass es in ihren Lehren nicht um Wissen geht. Ganz gleich, ob sie ihre Ratschläge in den neuen oder alten Medien erteilen, in ihren Erzählungen findet man immer wieder ein ganz bestimmtes Storytelling, eine Dreisatz-Formel, mehr oder weniger immer die gleiche:

- Jemand wird von Übergewicht / Schlaflosigkeit / Krankheit heimgesucht.

- Im kaputten Zustand, zwischen Kraftlosigkeit und Unkonzentriertheit und nach einer erfolglosen Odyssee durch die schulmedizinischen Instanzen gerät er an einen Alternativmediziner, der ihm zu einer einfachen Ernährungsumstellung rät.

- Heilung all seiner Zivilisationskrankheiten.

Das Erzählmuster der antiken Dramentheorie; vom Scherbenfeld über die schicksalhafte Wende bis hin zu einem besseren Leben und Dasein. Zu guter Letzt wird es mit persönlichen Anekdoten angereichert und noch mit pseudowissenschaftlichen Theoremen gespickt.

Ein Blick auf die *Spiegel*-Bestsellerlisten der letzten Jahre zeigt, wie gut dieses Rezept aufgeht. Die erfolgreichsten Bücher zum Thema Gesundheit folgen allesamt einer solchen Narration. Auch einem bekannten Wissenschaftsjournalisten gelang so unlängst ein Bestseller mit dem Titel *Der Ernährungskompass*. Darin behauptet er, er habe sich mit einer Diät von einem selbstdiagnostizierten (!) Herzleiden geheilt. Und erteilt nebenbei den Ratschlag, nicht auf die pseudowissenschaftlichen Aussagen von selbsternannten Gurus zu hören. Zum Zeichen seiner Seriosität merkt er gleich zu Beginn an, er habe mehr als tausend Studien zu »Fragen der Nahrung, des Übergewichts und des Alters« durchgearbeitet. Das Buch sei, so der Autor, ein

»Fazit aller wissenschaftlichen Studien zum Thema Ernährung«.

Warum das gar nicht stimmen kann, darauf bringt er den Leser dann sogar selbst. Er schreibt, dass mittlerweile jeden Tag 250 neue Studien in Sachen Ernährung veröffentlich werden. Er legt dem Leser mehrfach nahe, auf den eigenen Körper zu hören, da jeder Mensch anders ist und *isst*. Um schließlich zum General-Ratschlag auszuholen: Mindestens vier Esslöffel Olivenöl pro Tag seien schon empfehlenswert. Zwischendurch nimmt er die »Zehn Regeln« der *Deutschen Gesellschaft für Ernährung* auseinander, um in seinen eigenen Ernährungsempfehlungen dann doch die umformulierten Ratschläge des Vereins zu übernehmen. Und trotz dieser und vieler anderer Widersprüchlichkeiten war Bas Kasts Werk laut *Spiegel* das bestverkaufte Sachbuch des Jahres 2018.

Ein ebenfalls rekordverdächtig verkauftes Buch, von dem hier schon einmal die Rede war, heißt *Wheat Belly*, zu Deutsch: *Weizenwampe*. Darin schildert der angesehene amerikanische Kardiologe William Davis, wie er sein Übergewicht loswurde, nachdem er Weizen und so das Klebereiweiß Gluten vom Speiseplan gestrichen hatte. Wie ihm dadurch die Augen geöffnet wurden und er daraufhin auch seine Patienten mit einer glutenfreien Diät von Bluthochdruck, Arthritis und Hautausschlägen heilen konnte.

Er kommt zu dem aberwitzigen Schluss, dass ein einziger Inhaltsstoff im Getreide, nämlich das Gluten, für die meisten Volksleiden dieser Welt verantwortlich sei. Es habe eine »Spur der Verwüstung« hinterlassen. Er spricht konkret von »Diabetes, Herzkrankheit, Arthrose« und sogar von der »Schizophrenie«. Diesem Schreckensszenario stellt er die Zöliakie voran, »jene[r] zerstörerische[n] Darmkrankheit, die durch den Kontakt mit dem Weizenklebereiweiß Gluten ausgelöst wird«. Dabei verschweigt er dramaturgisch geschickt, dass die Zöliakie eine angeborene Intoleranz ist. In Deutschland sind daran noch nicht mal ein Prozent der Menschen erkrankt.

Auf ganz ähnliche Weise funktioniert auch der Ratgeber *Clean: reinigen, restaurieren, regenerieren* von Alejandro Junger. Wie Davis ist auch Junger Kardiologe (Guru-Leidenschaft scheint eine Berufskrankheit zu sein). Auch seine Story folgt dem Dreisatz: Früher fett und krank. Dann Ernährungsumstellung. Heute ein neuer Mensch. Junger schwört auf Clean Eating und Detox, zum Entschlacken – und täuscht darüber hinweg, dass Nieren und Leber diesen Job auch ohne Açai-Bowls oder »Ingwer-Shot« problemlos erledigen.

Mit anderen Worten: Die Ernährungsphilosophien gehen dem, der sich heute zwanghaft gesund ernährt, nie aus.

Nur wer zwischen den Zeilen liest, erkennt, dass der Eindruck vermittelt werden soll, der Mensch könne sein Schicksal kontrollieren. Was unweigerlich bedeutet: Wer krank ist, ist dafür selber verantwortlich. Laut diesen Gurus lassen sich sogar chronische und untherapierbare Leiden bezwingen, vorausgesetzt man isst das Richtige … Und schon rutscht man in der Schuldspirale wieder ein Stück tiefer.

Nicht von ungefähr hat sich im englischsprachigen

Raum der Begriff *guilty pleasure* durchgesetzt, für Nahrungsmittel, deren Verzehr Genuss bereitet und gleich danach Gewissensbisse. In ein Croissant, in einen Hamburger oder in ein Stück Pizza zu beißen, ist demnach regelrecht fahrlässig, denkt man nur an lebensbedrohende Transfette und Kalorien! Unter dem Hashtag #cheatday versammeln sich auf Instagram über drei Millionen Fotos von Spaghetti Bolognese, gezuckerten Donuts oder Brownies mit dem Hinweis, dass man sich diese Dinge feierlich gönnt, ausnahmsweise.

Nun steht der Behauptung, man könne einer bestimmten Ernährung einen positiven oder negativen Einfluss auf das Schicksal attestieren, eine unübersichtliche Datenmenge der Ernährungswissenschaften mit sehr vielen Ungereimtheiten gegenüber. Wer beispielsweise bei Google die Begriffe »Lebensmittel« und »Krebs« eingibt, erhält über neun Millionen Treffer und wird, fast immer aus berufenem Munde, erfahren, dass ein und derselbe Stoff krankheitsfördernd sein kann, gleichzeitig aber auch vorbeugend. Bei anderen Krankheitsbildern sieht die Lage nicht anders aus.

In dieser Grauzone von halbwahren oder auch halbfalschen Informationen der Ernährungsforschung florieren einmal mehr die pseudowissenschaftlichen Theorien der Gurus. Auch die unterliegen Trends, Strömungen.

Wer sich heute durch die Online-Ernährungswelt bewegt, wird feststellen, dass die Medizin aus der Zeit vor dem Zweiten Weltkrieg ein Comeback hat. Nicht selten begegnet man der lange vergessenen »Warburg-Hypothese«.

Eine Anti-Krebs-Therapie, die der deutsche Wissenschaftler Otto Warburg im Jahr 1923 entwickelt hatte. Sie besagt – vereinfacht dargestellt –, dass Krebszellen zum Wachstum Energie aus der Vergärung von Zucker ziehen und man die Tumorzellen mit einer kohlenhydratreduzierten Diät aushungern könne.

Man begegnet ebenfalls häufig der »Gerson-Therapie«. Der deutsch-amerikanische Mediziner Max Gerson arbeitete ab 1936 an einer Methode, Migräne, Bluthochdruck, Multiple Sklerose und auch Krebsleiden mit Gemüsesäften und Kaffee zu heilen. Anders als Warburg sah er das Problem für die Gesundheit im Salz und in Fetten, die er dem Körper mit der Kur entziehen wollte.

Auf dem Blog *Wellness Warrior* brachte diese Therapie es vor einigen Jahren zu trauriger Berühmtheit. Die Australierin Jessica Ainscough hatte sie 2008 begonnen, nachdem sie die Diagnose »Liposarkom« bekommen hatte. Die Krebsart ist besonders selten. Sie wuchert im Fettzellengewebe, ist dort nur schwer therapierbar. Bei Ainscough betraf es den Arm. Die drastische Empfehlung ihres Arztes: Chemotherapie und Amputation, damit sich der bösartige Tumor nicht weiter ausbreiten könne. Ainscough lehnte ab. Stattdessen forschte sie nach einer alternativen Heilmethode. Und stieß auf die Gerson-Therapie.

Zwei Jahre lang folgte sie dem strengen Regime der Kur: täglich dreizehn Gläser Pflanzensäfte, Nahrungsergänzungsmittel wie Jod, Kalium oder Vitamin B12 und fünf Mal Einläufe mit Kaffee. Von ihrem durchgetakteten Alltag euphorisiert, wurde Ainscough zur Päpstin der Gerson-Therapie, postete täglich begeisterungsvoll das Prozedere und brachte ein biografisches Kochbuch raus. Sie stieg zum Star in der Guru-Szene auf.

Als bei ihrer Mutter 2011 Brustkrebs festgestellt wurde, verfolgte auch sie die Saftkur. Die Ernährungsumstellung ihrer Tochter schien doch schließlich wirksam zu sein. Ein fataler Irrtum, denn bei Liposarkom fressen sich die Tumorzellen in Zeitlupe durch den Körper. Ainscoughs Mutter starb 2013, zwei Jahre später erlag die Tochter ihrem Krebsleiden, im Alter von neunundzwanzig Jahren.

Googelt man heute nach der Gerson-Therapie, poppt ganz oben in der Trefferliste wieder mal ein Link zum *Zentrum für Gesundheit* auf. Dort wird die Gerson-Therapie zwar nicht direkt als Medizin gegen Krebs beworben, aber die Detox-Wirkung, heißt es, würde die Selbstheilungskräfte stärken; es gäbe genügend Erfolgsgeschichten.

Wahr ist, dass Menschen, die, egal ob nach der Warburg- oder Gerson-Methode, versuchen, Tumore auszuhungern, frühzeitiger sterben. Der Kreislauf bricht in dem kräftezehrenden Krankheitszustand aus Energiemangel zusammen.

Dass die Gerson-Therapie selbst nach dem medial beachteten Fall Ainscoughs immer noch Begeisterungsstürme auslöste, liegt einerseits daran, dass sie Ernährungsweisen propagierte, die gerade im Trend liegen: »Clean Eating«, »Juicing« und »Raw«. Noch reizvoller an dieser Therapie ist, dass sie aus einer Zeit stammt, als das medizinische Wissen überschaubar war; für Laien also vorstellbarer ist als die abstrakten Methoden der modernen Krebs-Medizin.

Das immer weniger auflösbare Paradox unserer Wissensgesellschaft lautet: Mehr Wissen bedeutet nicht unbedingt mehr Gewissheit. Im Gegenteil. Je mehr wir wissen, desto komplexer wird die Welt. Man könnte auch sagen: Mit dem Wissen steigt das Nichtwissen, mit den »zunehmenden Entscheidungsmöglichkeiten« steigen die Risiken. Die moderne Medizin findet nicht nur Antworten auf biologische Phänomene, sie wirft mit jeder Entdeckung auch neue Fragen auf.

Die monokausalen Quacksalber-Theorien wie die von Gerson aber minimieren das Risiko-Gefühl. Sie geben uns Menschen in einer unübersichtlich gewordenen Welt vermeintlich das, wonach wir uns am meisten sehnen: Orientierung.

Am Rand der Wahrheit

Viele Menschen rechtfertigen den Konsum »ihres« Genussmittels damit, dass sie von einer Studie gehört hätten, die besagte, dass ein Glas Rotwein / ein halber Liter Kaffee / ein Stück Schokolade pro Tag eine gesundheitsfördernde Wirkung hätte. Diese oder ähnliche Argumentationen hört jeder tagtäglich, bei Gesprächen von Wildfremden in der U-Bahn, auf Dinner-Partys oder in der Familie.

Ich habe sie in den vergangenen Jahren besonders häufig gehört. Immer mehr Menschen fiel auf, dass ich einem rigiden Ernährungsplan folgte. Entweder, weil ich versucht hatte, sie zu missionieren. Oder weil ich eine selbstgerechte Bemerkung über meine und ihre Essgewohnheiten gemacht hatte. Diese Unterhaltungen waren eigentlich nie sachlich. In Deutschland ist es sowieso schwierig, unbefangen über das Essen zu sprechen.

Weil wir in diesem Land davon überzeugt sind, dass unser Essverhalten ganz wesentlich über unsere Lebensdauer entscheidet.

Tagtäglich wird von medizinischen Studien berichtet, die untermauern, dass der mäßige Weintrinker eine höhere Lebenserwartung habe als der Nichttrinker. Oder dass Veganer länger leben und gesünder seien als Fleischliebhaber.

Dann gibt es da noch die Ernährungsrichtlinien der *Deutschen Gesellschaft für Ernährung* sowie die Empfehlungen der Initiative *In Form* vom Bundesministerium für Ernährung und Landwirtschaft. In beiden wird behauptet, dass Ernährung vor den drei häufigsten Todesursachen in Deutschland – Herzinfarkten, Schlaganfällen und Krebs – schützen kann oder, umgekehrt, dass diese Krankheiten erleidet, wer sich nicht an die Empfehlungen hält. Bei diesen Absendern muss ein jeder das Gefühl haben, dass die Ratschläge eindeutig wissenschaftlich abgesichert sind. Ein Irrtum.

Eine wirklich belastbare Ernährungsstudie, die mäßige Weintrinker mit Nichttrinkern vergleichen kann oder Veganer mit Fleischessern, sucht man vergebens. Weil sich immer wieder Faktoren finden lassen, die das Ergebnis verfälschen. Nicht selten werden Studien von Lebensmittelkonzernen in Auftrag gegeben oder Wissenschaftler von Lobby-Arbeitern bezahlt, damit sie die Unbedenklichkeit oder den positiven Nutzen eines Nahrungsmittels belegen. Schlagzeilen machte zuletzt die amerikanische Soft-Drink-Industrie. Sie soll etliche Studien finanziert haben, um durch sie das Diabetes-Risiko ihrer Limonaden herunterzuspielen.

Auch ohne Trickserei bleiben »Confounders«, so sagt man in der Ernährungsforschung zu Faktoren, die ein Ergebnis verzerren können.

Fast alle Studien beruhen darauf, Menschen lediglich zu ihren Ernährungs- und Lebensgewohnheiten zu befragen; ein Worst-Case-Szenario. Geben die Testpersonen auf den

Fragebögen zuverlässig an, was sie gegessen haben? Geben sie vor, gesünder als in Wahrheit zu essen, um besser dazustehen? Hatten sie Schwierigkeiten damit, die verordnete Ernährung einzuhalten? Wird alles nicht ausreichend mituntersucht.

Fast alle Ernährungsregeln und -weisheiten bei uns werden aus Beobachtungen abgeleitet. Wie aber lassen sich wiederum diese belegen? Genau das ist der große Knackpunkt in der Ernährungsforschung. Menschen dokumentieren über Jahre eine bestimmte Ernährungsweise und am Ende wird geschaut, wer davon Herz-Kreislauf-Erkrankungen, Diabetes oder Krebs entwickelt hat und wer nicht. Aber kann man sicher ausschließen, dass die Gruppe der Veganer eine höhere Lebenserwartung hat, weil sie insgesamt einen gesundheitsfördernden Lebensstil pflegt, sich mehr bewegt, weniger Stress ausgesetzt ist oder wohlsituiert? Mitnichten. Der eine raucht mehr, der andere macht mehr Sport. Man kann nie sicher sein, ob ein bestimmtes Lebensmittel den beobachteten Unterschied ausgemacht hat oder nicht. Zumal eine Mahlzeit eine komplexe Angelegenheit ist. Im Grunde lässt sich mit Beobachtungsstudien keine Ursache-Wirkung-Beziehung belegen.

Ein weiteres Problem: Die meisten Medienbeiträge geben den wissenschaftlichen Stand von Studien falsch wieder. Wie eine große Übersichtsarbeit 2015 herausfand, waren von neunhundertneunzig untersuchten Zeitungs- und Online-Artikeln gerade einmal zehn Prozent übereinstimmend mit der Studienlage. Viele Artikel bliesen Ergebnisse für die Reichweite auf.

Es heißt, dass in der Ernährungswissenschaft jeden Tag zweihundertfünfzig neue Studien veröffentlicht werden und heute bereits eine Million in Umlauf sind. Neunzig Prozent davon fehlerhaft, vielleicht sogar allesamt, das ist zumindest die niederschmetternde Erkenntnis von John Ioannidis, Stanford-Professor für Medizin, Gesundheitsforschung und Statistik.

Unter seiner Ägide wurde eine Meta-Analyse von ernährungswissenschaftlichen Beobachtungsstudien gemacht, genauer gesagt zu Studien, die die Auswirkungen von Essen auf Herz-Kreislauf-Erkrankungen untersuchten. Für Meta-Analysen führt ein Forscher keine eigenen Experimente durch, er scannt alle Veröffentlichungen zu einem Thema und zieht daraus ein Fazit.

Ioannidis' Ernährungsstudien-Analyse ist 2013 im angesehenen Ärzteblatt *British Medical Journal* erschienen. Das Ergebnis: alle Studien basierten auf Beobachtungsstudien – und viele Wissenschaftler haben die Studien mit vorgefertigten Meinungen durchgeführt. Viele Belege waren völlig unglaubwürdig. Überhaupt solle man, mahnte Ioannidis, bei Publikationen genau hinschauen. Dubiose Untersuchungen bestünden aus zu kleinen Teilnehmerzahlen. Und am häufigsten würden Falschmeldungen aus den USA stammen.

Hierzulande erstellt die *Cochrane Collaboration*, ein gemeinnütziges Wissenschaftsnetzwerk in Freiburg, vergleichbare Forschungen. Der Leiter, Professor Gerd Antes, erklärte 2011 gegenüber der *Süddeutschen Zeitung*, dass Ernährungsstudien von vielen »unbekannten oder kaum messbaren Einflüssen abhängig« seien. Daher die ständigen, widersprüchlichen Empfehlungen. Maximal vier Prozent der von *Cochrane* ausgewerteten Studien seien glaubwürdig. Ansonsten auch hier das Resümee: Es gibt bisher keine Zusammenhänge zwischen dem Gesundheitszustand eines Menschen und einzelnen Nährstoffen.

In Erklärungsnot kommen die Ernährungsforscher auch, wenn Studien so etwas verlautbaren wie »Schokolade macht glücklich!«. Tatsächlich enthalten die Bohnen Theobromin, einen Stoff, der aufputschend wirkt. Für Glücksgefühle durch Kakao müsste man allerdings die zehnfache der üblichen Menge verzehren.

Wie es zu diesem Mythos kommt? Bei Versuchen werden die Inhaltsstoffe von Lebensmitteln häufig isoliert betrachtet und die Auswirkungen auf den Körper in solch hohen Konzentrationen untersucht, wie man sie bei einer Mahlzeit niemals zu sich nehmen würde.

Ein weiterer Faktor, der die Ernährungsstudien stört und einmal mehr bestätigt: Die gängigen Ernährungsempfehlungen sind obsolet. Fachleute vom New Yorker *Albert Einstein College of Medicine* urteilten folgerichtig, der beste Ernährungsratschlag sei, keine Ratschläge zu befolgen. Und der Ernährungswissenschaftler Uwe Knop fordert: »Ernährungsregeln: Wo bleiben die Daten?«

Um die zu liefern, müsste man in der Ernährungsforschung Doppelblind-Studien durchführen. Dabei wissen weder die Versuchsleiter noch die Probanden, welcher Gruppe Letztere zugeordnet sind. Diese Studien sind der Höchststandard bei medizinischen Wirksamkeitstests. In

Sachen Essen sind sie praktisch unmöglich durchzuführen. Man stelle sich vor, die Kontrollgruppe Veganer bekäme statt Tofu Steak vorgesetzt und ein Teil der Fleischesser Tofu; bei einer gewöhnlichen Studien-Laufzeit von zwei oder gar zehn Jahren unmöglich.

Bei vielen Doppelblind-Studien ist es auch üblich, mit einem Placebo zu arbeiten, um schließlich die psychologischen Effekte der Ernährung herauszurechnen. Aber wie könnte ein Tofu- oder Steak-Placebo aussehen?

Ein weiteres Problem: Die brennende Frage, mit welcher Ernährung man das Sterblichkeitsrisiko senken kann, ließe sich nur mit Langzeitstudien unter »randomisierten« kontrollierten Bedingungen herausfinden.

Und hier muss die Frage lauten: Lässt sich die Sterblichkeitsrate überhaupt mit einer gezielten Ernährung senken? Besitzt unser Essen wirklich das Potential, das Leben zu verlängern? Darüber lassen sich allenfalls Vermutungen anstellen.

Zu den Regionen, in denen die Menschen am längsten leben – viele über hundert Jahre –, sie seltener an Herzinfarkten und Demenz leiden und bis ins hohe Alter fit sind, gehören Sardinien in Italien, Ikaria in Griechenland, Costa Rica in Zentralamerika, Okinawa in Japan und die kleine Gemeinde der Adventisten in Kalifornien.

Für das anthropologische Projekt *Blue Zones* wurden von einem Forscherteam 2010 die Lebensstile dieser Menschen untersucht. Man erhoffte sich, daraus Rückschlüsse zu ziehen, welche Faktoren genau ihr Leben verlängerten.

Ernährungswissenschaftler beziehen sich seither gern auf die Küchen in diesen Regionen. Auf der japanischen Insel Okinawa isst man bevorzugt Süßkartoffeln, Bittermelone und Nabera, eine heimische Gurkensorte. Bei den Südamerikanern schwarze Bohnen, Kochbananen und Yams. Die Griechen geizen bei der Zubereitung von mediterranem Gemüse nicht mit Olivenöl. Kurz gesagt: Alle ihre Speisepläne sind so unterschiedlich wie ihre Sitten und Gebräuche. Ein paar Gemeinsamkeiten gibt es bei den Welt-Ältesten aber doch: Sie essen überwiegend pflanzliche Nahrungsmittel und wenige verarbeitete und tierische Lebensmittel. Aber reicht das als Beleg für eine gesunde Ernährung? Lässt sich daraus eine Regel ableiten?

Im Grunde nicht. Denn diese Menschen zeichnet noch viel mehr aus. Sie rauchen nicht, sie gehen viel zu Fuß, sie sind nicht gestresst, sie schlafen viel. Und sie verstehen sich gut. Sie haben ein starkes Zugehörigkeitsgefühl.

Was davon genau lässt sie länger leben?

Wir wissen es nicht.

Trotz der schwachen Beweislast erteilen wir einander weiterhin Regeln. Die *Deutsche Gesellschaft für Ernährung* tut es. Das »Bundesministerium für Ernährung und Landwirtschaft« tut es. Frauenmagazine, Gesundheits-Blogs und Gurus tun es.

Kein Zucker!

Vier Esslöffel Olivenöl am Tag!

Zwei Liter am Tag trinken! Übrigens eine der sinnlosesten Regeln. Wie stark hat man geschwitzt? Hat man sich salzreich ernährt? Alles individuelle Einflüsse auf den Wasserhaushalt.

Für einen Orthorektiker sind Ernährungsregeln fatal. Der Orthorektiker betrachtet sie nicht einzig als Geschäftsmodell oder als Sorge um die Volksgesundheit, er betrachtet sie als moralischen Imperativ, als nervöse Aufforderung an die eigene Person, unter keinen Umständen gnadenlos zu scheitern.

Besagt die Regel, man müsse fünf Portionen Obst und Gemüse am Tag essen, liest er daraus, am besten nur noch Obst und Gemüse essen. Sagt die Bundeszentrale für Gesundheit, man solle hundert Kalorien weniger am Tag essen, kontrolliert er jeden Tag sein Gewicht. Und wenn die Bundesregierung mahnt, man solle sich besser um die Übergewichtigen kümmern, leitet er daraus ab, dass Dicksein krankhaft ist.

Die Frage ist: Wer ist kränker?

Essen lernen

Ich war immer ein guter Esser. Bei uns zuhause, in Hannover im norddeutschen Tiefland, gab es alles, was man auch im Rest des Landes gerne isst: Spaghetti mit Tomatensoße, Eier mit Senfsoße, Seelachs mit Dill-Gurkensalat. Im Winter aßen wir Pinkel mit Grünkohl (lang bevor man ihn »Kale« nannte und ihm optimierende Kräfte zuschrieb). An Weihnachten gab es Kartoffelsalat mit Würstchen.

Das Einzige, was in unserer Familie besonders war: Es wurde mit beinahe calvinistischer Strenge auf die Qualität der Speisen geachtet. Fleisch kam nur vom Metzger, Obst und Gemüse vom Markt. Supermärkte? Dienten allein zum Kauf von Grundnahrungsmitteln. Discounter waren verpönt.

Hat diese Strenge möglicherweise später zu meiner Orthorexie beigetragen? Wohl kaum. Wir waren eine Familie der Genießer, die Liebe zu gutem Essen verband unsere Generationen. In den Sommern an der ostfriesischen Küste bei meinen Großeltern fuhr mein Vater nachts mit dem Kutter Krabben fischen. Die wurden am Morgen von meiner Oma und meiner Mutter meditativ gepult. Zum Mittag lag ein meersalziger Geruch in der Wohnküche. Die Krabben kamen mit Schwarzbrot auf den Tisch.

Ich aß lange Zeit gern, und ich aß alles bis auf Austern, Rohmilchkäse oder Innereien, die mir zuwider waren. Als Teenager musste ich eine Zeitlang auf Erdbeeren, Pfirsiche und Erdnüsse verzichten, weil ich davon einen juckenden Ausschlag an den Händen bekam. Mit neunzehn, zwanzig hatte ich eine vegetarische Phase, nicht von ungefähr. Der Tierschutz war damals, Mitte der neunziger Jahre, ein Medienereignis. Ich scheiterte wenig später, meine Lust auf Bratwürste war unstillbar.

Als Student ging ich in die Mensa, bei meinem ersten Job als Reporter für den WDR und die Deutsche Welle aß ich in der Kantine. Während des Studiums hörte ich kurz auf, Alkohol zu trinken, es hatte überhandgenommen. Davon abgesehen war mein Umgang mit Ernährung, wenn mich meine Erinnerung nicht trügt, völlig normal. Manchmal aß ich mehr als nötig. Manchmal vergaß ich das Essen vor lauter Stress. Ich freute mich bei Langstreckenflügen auf Essen aus Aluschälchen und einen Film. Ich ernährte mich nicht kopflos, eher auf eine entspannte Weise gedankenlos.

Wie konnte sich das ins genaue Gegenteil verkehren?

Als sich mein Körper nach den ersten Wochen mit kohlenhydratarmer Diät und Sport wandelte, liefen von Zeit zu Zeit die Bilder aus einer Dokumentation über den amerikanischen Modedesigner Marc Jacobs an meinem inneren Auge vorbei.

Jacobs, früher ein pummeliger Nerd mit Buchhalterbrille, fettigem Mittelscheitel und einer schmierigen Drogenvergangenheit, hatte offensichtlich schon länger nicht nur Mode designt, er hatte sich selbst einen neuen Körper entworfen. So wie das Wesen der Mode in der Verwandlung liegt, hatte auch er sich verwandelt und es geschafft, sich zu halbieren. Während ich ihn staunend musterte, fragte ich mich: Wie war das möglich?

Die Antwort lieferte Jacobs kurz darauf. Wie ein Klassenstreber, der bei jeder Frage aufzeigt, setzte Marc Jacobs sich ungeduldig zum Mittagessen in seinem Atelier an einen Tisch. Wobei das Wort »Mittagessen« nicht zutreffend sein darauffolgendes Ritual beschreibt. Vor ihm standen Dutzende Pappbecher mit Säften aus erfunden klingenden Früchten, die er mit ekelverzerrtem Gesicht herunterkippte. Es folgten bunte Tabletten, die er sich in die Hände schüttete, mit ruckhaften Bewegungen in den Mund beförderte, um mit pillenbeschwerter Zunge zu erklären, welche Nahrungsergänzungsmittel er sich gerade eingeworfen hatte. Sodann nahm er einen tiefen Schluck aus einem Wasserglas und drückte mit einem leisen Quetschen alles die Speiseröhre herunter. Zum Schluss rührte er sich noch einen Drink mit gesundheitsfördernden Darmbakterien an und grinste überlegen. Wohl um zu demonstrieren, wie profan irdische Gelüste sind.

Er imponierte mir. Nicht nur hatte er es zu einem der erfolgreichsten Männer seines Fachs gebracht. Er hatte sich transformiert. Ich fand ihn nicht abgehoben. Ich fand ihn überlegen. So wie ich einige Jahre später auch mich überlegen fand. Als mir in Wahrheit die Kontrolle längst entglitten war.

Heute, mit einigem Abstand, sehe ich: So zu essen wie Marc Jacobs dient der gezielten Fütterung des eigenen Narzissmus. Es hat etwas Unmenschliches. In ein solches Muster gerät man nicht von selbst. Sondern weil man in unserer

Kultur der Optimierung und Effizienz dafür Aufmerksamkeit und Anerkennung bekommt.

In seinem Buch *Health Food Junkies* hat Steven Bratman, jener Arzt, auf den der Begriff Orthorexie zurückgeht, unter anderem über die moralischen Implikationen der Krankheit geschrieben; die Sucht nach Anerkennung und Aufwertung.

Wenn ich an meine erste Diät zurückdenke, würde ich das durchaus bestätigen. Sie war wie eine Einstiegsdroge in meine Krankheit, in eine Selbstoptimierungssucht.

Seitdem in meinem Freundes- und Familienkreis bekannt ist, dass ich an diesem Buch arbeite, werde ich in schöner Regelmäßigkeit gefragt, warum ich denn plötzlich wieder alles esse. Und was denn nun meines Erachtens eine gesunde Ernährung sei? Noch vor zwei Jahren hätte ich darauf viele Antworten gehabt. Schließlich ist es eine der nachhaltigsten Strategien des Essgestörten, die eigene, krankhafte Fixierung auf gesundes Essen zu leugnen: das Festhalten am Mythos von einer, von *der* perfekten Ernährung.

Ich habe diesem Mythos sehr lang angehangen. Er besaß die Kraft, Zweifel in ein warmes Gefühl der Sicherheit zu verwandeln. Solange ich etwas hatte, an dessen Richtigkeit ich glauben konnte, blieb meine Innenwelt ausbalanciert.

Heute habe ich nur eine Antwort: Essen ist grundsätzlich eine gesunde Sache, denn ohne zu essen, könnte der Mensch nicht leben. Gesund ist aber auch, sich die meiste Zeit *nicht* damit zu beschäftigen.

Eine Essstörung ist eine Krankheit, von der man häufig

vollständig geheilt werden kann. Wann die Genesung bei einem Essgestörten erreicht ist? Wenn er die meiste Zeit *nicht* über das Essen nachdenkt. Und das ist schwierig genug in einer Kultur, die uns suggeriert, wir sollten *unentwegt* über das Essen nachdenken. Mit einer Gesundheitspolitik, die uns verängstigt. Mit einer Popkultur, die unsere Körperideale perfektioniert. Mit Ernährungsgurus, die uns eine gestaltbare Gesundheit vorgaukeln. Es verdienen viele Leute Geld damit, dass die Menschen verwirrt sind.

Dabei, und diese Erkenntnis ist sehr heilsam für mein verwackeltes Innenleben, ist die Wahrheit über Ernährung erstaunlich einfach.

Eine Essstörung wiederum ist immer Ausdruck eines kaputten Innern. Eines löcherigen Selbstwertgefühls. Ein Essgestörter versucht, es mithilfe seiner Ernährung zu flicken.

Psychologen nennen vier Extrembelastungen für das Selbstwertgefühl. Einen Job kündigen. Seine Wohnung aufgeben. Plötzlich eine schwere Krankheit erleiden. Die Partnerschaft beenden.

Auf mich trafen nach der Neapel-Reise gleich zwei der Belastungen zu. Dass ich mit Anfang dreißig zugenommen hatte, lag nicht nur an einem verlangsamten Stoffwechsel. Ich hatte eine Stadt aufgegeben, einen Job. Ein vertrautes Leben. Die Krise trug ich über meinen Körper aus. Später kamen andere Krisen. Der vierzigste Geburtstag. Ein unsicherer Job. Zerbrochene Freundschaften. Und immer musste mein Körper dafür herhalten. Die Regeln und Rituale, die ich ihm auferlegte, sollten meine Existenz steuerbar machen, meinem Leben wieder Ordnung geben.

Wer wie ich an einer Essstörung gelitten hat, muss erst einmal seinen Platz im Leben, in einer neuen Ordnung finden. Ich bin auf dem Weg der Heilung. Ich esse wieder alles. Bis auf Austern, Rohmilchkäse oder Innereien.

Doch wenn ich vor dem vollen Kühlschrank stehe, spüre ich oft keine Freiheit. Ich empfinde Taubheit, Haltlosigkeit, ein Vakuum. Wie ein Taucher im tiefen Meer.

Ich habe sehr lange Zeit nach Durchschnittswerten gelebt, daraus eine kleinteilige Rechnung für meine Gesundheit aufgestellt. Sie hat sich als Nullsummenspiel herausgestellt.

Wohin führt es, wenn ich wieder alles essen darf?

Manchmal frage ich mich auch, ob meine Essstörung mich vielleicht doch vor diesen oder jenen Falten bewahrt hat, oder vor einer frühen Krebsdiagnose … Ich weiß, dass das müßig ist, aber ich tue es trotzdem, hin und wieder.

Ich hatte mich auf die Reise gemacht, weil ich Antworten wollte. Ich hoffe, dass ich irgendwann erkenne, welche Fragen ungesund sind.

Literaturnachweise

Panik

Depa, Julia / Humme, Svenja / Klotter, Christoph: Gesund, gesünder, Orthorexia Nervosa, Modekrankheit oder Störungsbild? Eine wissenschaftliche Diskussion, Springer 2015

Dowideit, Anette: Unsere täglichen Kalorien zählen wir heute. In: Welt am Sonntag, 11. Februar 2018

Der Tag, an dem das Essen seine Unschuld verlor

Fitzgerald, Matt: Diet Cults. The Surprising Fallacy at the Core of Nutrition Fads and a Guide to Healthy Eating fort he Rest of Us, Pegasus Books 2014

Weiss, Jana: Die Welt ist eine käsige Scheibe. Zeit Online, 8. Dezember 2017

dpa: Wird man im Alter Übergewicht schwerer wieder los? 21. Dezember 2016

Deutsche Gesellschaft für Ernährung: 13. DGE-Ernährungsbericht, 2016

Pope, Harrison / Phillips, Katharine / Olivardia, Roberto: Adonis Komplex, dtv 2001

Masterplan für ein neues Leben

Atkins, Robert: Diät-Revolution. Gut essen – sich wohlfühlen – und abnehmen mit Dr. Atkins, Fischer 1977

Kaufman, Wendy: Atkins Bankrupcy a Boon for Pasta Makers. NPR (National Public Radio), August 2003

Online-Studie von expertentesten.de: Mit diesen Diäten will Deutschland 2018 abspecken, Januar 2018

Dahlke, Rüdiger: Die Peace Food Keto-Kur: Länger jung und gesund, Gräfe und Unzer 2018

Kittler, Martina: Low-Carb Forever. In vier Schritten aus der Kohlenhydratfalle, Gräfe und Unzer 2018

Turner, Richard: Die Turbo-Fett-Killer-Diät, The Healthcare Publishing Group 2003

Orbach, Susie: Bodies. Schlachtfelder der Schönheit, Arche 2012

Neumark-Sztainer et al.: Why does dieting predict weight gain in adolescents? Findings from project EAT-II: a 5-year longitudinal study. In Journal of the American Dietetic Association, März 2007

Repräsentative Gfk-Umfrage: »Diäten machen die meisten Frauen nicht schlank!«, Oktober 2012
https://www.echte-esser.de/Presse/Pressetexte/Diaeten-machen-die-meisten-Frauen-nicht-schlank.html

Flegal, Katherine: Association of all-cause mortality with overweight and obesity using standard body mass index categories: a systematic review and meta-analysis 2. Jama, Januar 2013

Kasperkevic, Jana: Weight Watchers not feeling the Oprah ›effect‹ as membership continues to fall, 26. Februar 2016

Cosslet, Rhiannon Lucy: Goodbye to ›before and after‹ photos – Weight Watchers is right to ditch them. In: The Guardian, 14. Februar 2018

Hirschhausen, Eckart: Wie ich zehn Kilo verlor – und Sie das auch schaffen können. In: Dr. von Hirschhausens Stern Gesund Leben, Januar 2018

Den Stoffwechsel austricksen

Katz, David / Bittman Marc: The Last Conversation You'll Ever Need to Have About Eating Right. In: New York Magazine, März 2018

Hendricks, Steve: Starving Your Way to Vigour. In: Harper's Magazine, März 2012

Uhlmann, Berit: »Abnehmen ist eine Lebensaufgabe«. In: Süddeutsche Zeitung Online, 8. Februar 2018

Lustig, Robert: Die bittere Wahrheit über Zucker, Riva 2016

Zampounidis, Anastasia: Für immer zuckerfrei. Schlank, gesund und glücklich ohne das süße Gift, Bastei Lübbe 2017

Taubes, Gary: Good Calories, Bad Calories. Fats, Carbs, and the Controversial Science of Diet and Health, Anchor 2008

Kreitzman et al.: Glycogen storage: illusions of easy weight loss, excessive weight regain, and distortions in estimates of body composition. In: The American Journal of Clinical Nutrition, Juli 1992

Taubes, Gary: What If It's All Been a Big Fat Lie. In: The New York Times, 7. Juli 2002

Hall, Kevin: Energy expenditure and body composition changes after an isocaloric ketogenic diet in overweight and obese men. In: The American Journal of Clinical Nutrition, August 2016

Ludwig, David: Effects of a low carbohydrate diet on energy expenditure during weight loss maintenance: randomized trial. In: The BMJ, November 2018

Katz, David: Nutrition in Clinical Practice: A Comprehensive, Evidence-Based Manual for the Practitioner, LWW 2008

Hill, James / Lang, Rena: Lessons Learned From the National Weight Control Registry. In: Treatment of the Obese Patient, Springer 2007

Hill, James / Lang, Rena: Consistent self-monitoring of weight: a key component of successful weight loss maintence. In: Obesity, 15. Dezember 2007

Frank M. Sacks: Comparison of Weight-Loss Diets with Different Compositions of Fat, Protein, and Carbohydrates, in The New England Journal of Medicine, Februar 2009

Die Urzeit-Beschwörung

Kolbert, Elizabeth: Stone Soup. In: The New Yorker, 28. Juli 2014

Die vollständige Google-Trendliste zu den meistgesuchten Diäten 2013 findet sich unter folgendem Link:
https://trends.google.com/trends/topcharts/widget?cid=zg2601
&geo=US&date=2013&vm=trendingchart&h=413

https://www.npr.org/sections/thesalt/2013/12/27/257669972/was-2013-really-the-year-of-the-paleo-diet

Cordain, Loren: The Paleo Diet. Lose Weight and Get Healthy by Eating the Foods You Were Designed to Eat, John Wiley & Sons, 2010

Astrup, Arne: Goodbye to the egg-white omelet – welcome back to the whole-egg omelet. In: American Society for Nutrition Journals, 4. Juni 2018

Eaton, Boyd / Konner, Melvin: Paleolithic Nutrition – A Consideration of Its Nature and Current Implications. In: The New England Journal of Medicine, 31. Januar 1985

Sponheimer, Matt: Isotopic evidence of early hominin diets. In: Proceedings oft he National Academy of Sciences, April 2013

Wynn, Jonathan: Diet of Australopithecus afarensis from the Pliocene Hadar Formation, Ethopia. In: Proceedings oft he National Academy of Sciences, 25. Juni 2013

Cerling, Thure: Stable isotope-based diet reconstructions of Turkana Basin hominins. In: Proceedings oft he National Academy of Sciences, 25. Juni 2013

Cerling, Thure: Diet of Theropithecus from 4 to 1 Ma in Kenya. In: Proceedings oft he National Academy of Sciences, 25. Juni 2013

Christina Warinner: TED Talk »Debunking the Paleo Diet«, Februar 2013:
https://www.youtube.com/watch?v=BMOjVYgYaG8

Burger, Kathrin: Von Natur aus ein Allesfresser. In: Süddeutsche Zeitung, 17./18. März 2018

Albrecht, Harro: Mal weniger essen. In: Die Zeit, 27. Juli 2017

Zuk, Marlene: Paleofantasy. What Evolution Really Tells Us About Sex, Diet and How We Live, New York 2013

Unschuld vom Land

Christoph Klotter: Fragmente einer Sprache des Essens: Ein Rundgang durch die essgestörte Gesellschaft, Springer 2014

Bundesministerium für Ernährung, Landwirtschaft und Verbraucherschutz: Landwirtschaft in Deutschland. Ergebnisse einer repräsentativen Erhebung, 2013

Zühlsdorf, Anke / Jürkenbeck, Kristin / Spiller, Achim: Lebensmittelmarkt und Ernährungspolitik: Verbrauchereinstellungen zu zentralen lebensmittel- und ernährungspolitischen Themen, 2018

Bundesvereinigung der Deutschen Ernährungsindustrie: Jahresbericht 2017/2018

Raether, Elisabeth: »Essen Sie richtiges Essen«. In: Zeit Magazin, Januar 2015

Kullmann, Kerstin: »Diabetes! Fettsucht! Hölle!« Spiegel, März 2016

Pollan, Michael: Essen Sie nichts, was Ihre Großmutter nicht als Essen erkannt hätte: Goldene Regeln für gute Ernährung, Goldmann 2017

Zweig, Stefan: Marie Antoinette – Bildnis eines mittleren Charakters, Suhrkamp 2013

Eine Spur der Verwüstung

Rozin, Paul / Fallon, April: A Perspective on Disgust. In: Psychological Review, Januar 1987

Shivani, Vora: Flying With Dietary Restrictions? Increasingly, That's Not a Problem. In: The New York Times, 14. August 2018

Davis, William: Weizenwampe. Warum Weizen dick und krank macht, Goldmann 2013

Perlmutter, David: Dumm wie Brot. Wie Weizen schleichend Ihr Gehirn zerstört, Mosaik 2014

Djoković, Novak: Siegernahrung, Riva 2014

https://www.forbes.com/lists/2010/53/celeb-100-10_Miley-Cyrus_EBoC.html

Gfk Consumer Index Mai 2018

Aber bitte mit ohne

Laass, Martin / Schmitz, Roma / Uhlig, Holm / Zimmer, Klaus-Peter / Thamm Michael / Koletzko, Sibylle: Zöliakieprävalenz bei Kindern und Jugendlichen in Deutschland. Ergebnisse der KiGGS-Studie. In: Deutsches Ärzteblatt, 17. August 2015

Allergieinformationsdienst Helmholtz Zentrum München in Kooperation mit dem Bundesministerium für Gesundheit:
https://www.in-form.de/wissen/allergien-lebensmittel/
https://www.allergieinformationsdienst.de/krankheitsbilder/weitere-krankheitsbilder/zoeliakie.html

Europäische Stiftung für Allergieforschung:
https://www.ecarf.org/info-portal/allergien/kuhmilchallergie/

Rigos, Alexandra: Wenn der Körper rebelliert. In: Geo Wissen, Nr. 6 2018

Verbraucherzentrale Hamburg: Laktosefrei, glutenfrei – auch eine Werbestrategie, Juli 2013

Bericht der Verbraucherzentrale in Zusammenarbeit mit dem Bundesministerium für Ernährung und Landwirtschaft: Glutenfreie Lebensmittel: Boomender Markt, 26. Mai 2018

Levinovitz, Alan: The Gluten Lie. And Other Myths About What You Eat, New York 2015

Rybak, Andrzej: Essen oder exportieren? In: Die Zeit, 12. Februar 2015

https://www.allergieinformationsdienst.de/krankheitsbilder/weitere-krankheitsbilder/histamin- intoleranz.html

Kimmerle, Julia: Die weiße Revolution. In: Zeit Wissen, Nr. 5 2011

Bundeszentrum für Ernährung:
https://www.bzfe.de/inhalt/laktoseintoleranz-29171.html

Will Cole im Goop-Interview: The Autoimmune Spectrum: Does It Exist and Are You on It?
https://goop.com/wellness/the-autoimmune-spectrum-does-it-exist-and-are-you-on-it/

Climaco Henggeler / Verissimo / Ramos: Non-coeliac gluten sensitivity: A review of the literature. In: Trends in Foods & Science Technology, 2017

Lebwohl / Cao / Zong: Long term gluten consumption in adults without celiac disease and risk of coronary heart disease: prospective cohort study. In: BMJ, Mai 2017

Katz, David / Bittman, Marc: The Last Conversation You'll Ever Need to Have About Eating Right. In: New York Magazine, März 2018

Taubes, Gary: The Case Against Sugar, Portobello 2016

Neue Tugenden

Douglas, Mary: Reinheit und Gefährdung, Suhrkamp 1988

Ott, Christine: Identiät geht durch den Magen. Mythen der Esskultur, S. Fischer 2017

Severson, Kim: Gluten-Free Eating Appears to Be Here to Stay. In: The New York Times, 16. Juni 2014

Page-Reeves, Janet: Conceptualizing Intersecting Dynamics, Disjunctures and Disparities in the Experience of Food Allergy. In: Food, Culture & Society, März 2015

Die Whole-Foods-Strategie:
https://blog.txn.com/the-whole-foods-strategy/

Pino, Isaac: No, Whole Foods Doesn't Simply Cater to Rich People: https://www.fool.com/investing/general/2014/02/28/no-whole-foods-doesnt-simply-cater-to-rich-people.aspx

Böker, Carmen: »Auch Pflanzen sterben, wenn man sie isst«. In: Zeit Magazin Online, 10. Januar 2018

Lemke, Harald: Ethik des Essens. Einführung in die Gastrosophie, Akademie Verlag 2007

Schorb, Friedrich: Dick, doof und arm: Die große Lüge vom Übergewicht und wer von ihr profitiert, Droemer 2009

Finn, Margot: Discriminating Taste. How Class Anxiety Created the American Food Revolution, Rutgers University Press 2017

Reitmeier, Simon: Gesundheit, Nachhaltigkeit und Genuss – Die Idealisierung der Ernährung. In: Reitmeier, Simon: Warum wir mögen, was wir essen. Eine Studie zur Sozialisation der Ernährung, Transcript, Bielefeld 2013

Im Zahlentaumel

Die Zahl wurde vom EHI Retail Institute ermittelt. Insgesamt haben sich 59 Handelsunternehmen an der Erhebung beteiligt. Die Händler erwirtschafteten einen Bruttoumsatz von insgesamt 139,8 Mrd. Euro und repräsentieren knapp 30 Prozent des gesamten Einzelhandelsumsatzes in Deutschland im engeren Sinne. Knapp ein Viertel (24 Prozent) der befragten Unternehmen kommen aus dem Lebensmittelhandel / Drogerie

Die Daten zu den Marketing-Budgets der Automobilindustrie werden seit jeher von Nielsen geschätzt. Die digitalen Ausgaben, die nach Aussagen vom Verband der Automobilindustrie inzwischen über 50% betragen, lassen sich nahezu nicht erfassen. Eine schätzende Quelle mit Daten bis 2017 ist diese:
https://de.statista.com/statistik/daten/studie/74992/umfrage/werbeausgaben-der-automobilhersteller-in-deutschland/

Bundesministerium für Ernährung und Landwirtschaft: Gütesiegel und was dahinter steckt, 2015:
https://www.in-form.de/wissen/guetesiegel-und-was-dahinter-steckt/

Wolfe, David: Superfoods, die Medizin der Zukunft, Goldmann 2015
Orto-15 Fragebogen:
https://orthorexia.com/wp-content/uploads/2010/06/Donini-Orthorexia-Questionaire.pdf

Pollan, Michael: Unhappy Meals. In: The New York Times, 28. Januar 2007

Orientierungspunkte des Alltags

Uwe Spiekermann: Künstliche Kost. Ernährung in Deutschland, 1840 bis heute, Vandenhoeck & Ruprecht 2018

Oksman, Olga: How lobbyists made breakfast, the most important meal of the day. In: The Guardian, 28. November 2018

Eine Übersicht über alle Länder, die offizielle Ernährungsempfehlungen aussprechen, findet man auf der Homepage der Weltgesundheitsorganisation:

http://www.fao.org/nutrition/education/food-dietary-guidelines/regions/en/

Le Guide Alimentaire Pour Tous: La Senté Vient en Mangeant.

http://inpes.santepubliquefrance.fr/CFESBases/catalogue/pdf/581.pdf

Renaud / de Lorgeril: Wine, alcohol, platelets, and the French paradox for coronary heart disease. In: The Lancet, Juni 1992

Criqui, M. / Ringel, B.: Does diet or alcohol explain the French paradox? In: The Lancet, Dezember 1994

Rozin, Paul / Fischler, Claude: The ecology of eating: Smaller portion sizes in France than in the United States help explain the French Paradox. In: Psychological Science, September 2003

Fischler, Claude: Food, Self and Identity. In: Social Science Information, Juni 1988

Pollan, Michael: The Omnivore's Dilemma: A Natural History of Four Meals, Penguin 2007

GfK: »Consumers' Choice 2017: Neue Muster in der Ernährung«, Oktober 2017

GfK: »Deutsche verbringen wenig Zeit mit Kochen«, März 2015

BMEL: Ernährungsreport »Deutschland wie es isst«, 2018

Ritzer, George: Effizienz. Eine Fahrt durch das »Magic Kingdom« und »Essen auf die Hand«. In: Theorien des Essens, Berlin 2017

Als Dr. Google mir erklärte, wie krank ich wirklich bin

Kershaw, Sarah: Starving Themselves, Cocktail in Hands. In: The New York Times, 2. März 2008

Ich, nur besser

D'ell Osso, Liliana / Abelli, Marianna: »Historical evolution of the concept of anorexia nervosa and relationships with orthorexia nervosa, autism, and obsessive-compulsive spectrum«. In: Neuropsychiatric Disease and Treatment, Juli 2016

Humme, Svenja: Weist das Essverhalten von Oecotrophologie-Studentinnen orthorektische Merkmale auf? In: Depa, Julia/Humme, Svenja/Klotter, Christoph: Gesund, gesünder, Orthorexia nervosa. Modekrankheit oder Störungsbild? Eine wissenschaftliche Diskussion, Springer 2015

Habermas, Tillmann: Zur Geschichte der Magersucht: Eine medizinpsychologische Rekonstruktion, Fischer 1994

Gramaglia et al.: Orthorexia and anorexia nervosa: two distinct phenomena? A cross-cultural comparison of orthorexic behaviours in clinical and non-clinical samples. In: BMC Psychiatry, 2017

Lindeman/Stark: Loss of pleasure, ideological food choice reasons and eating pathology. In: Appetite, August 2000

Koven/Arby: The clinical basis of orthorexia nervosa: emerging perspectives. In: Neuropsychiatric Disease and Treatment, 18. Februar 2015

Nevin/Vartanian: The stigma of clean dieting and orthorexia nervosa. In: Journal of Eating Disorders, August 2017

Dunn, T./Bratman, S.: On Orthorexia Nervosa: A Review of the Literature and Proposed Diagnostic Criteria. In: Eating Behaviors, April 2016

Foucault, Michel: Der Wille zum Wissen. Sexualität und Wahrheit I, Suhrkamp 1987

Bratman, Steven: Health Food Junkie. In: Yoga Journal, Nr. 136 1997

Bratman, Steven: Health Food Junkies. Orthorexia Nervosa: Overcoming the Obsession With Healthy Eating, Broadway 2004

Gugutzer, Robert: Der Körper als Identitätsmedium: Essstörungen. In: Die Soziologie des Körpers, Suhrkamp 2005

Hier spricht die Schuld

Studie des Marktforschungsinstituts Ears and Eyes im Auftrag von »Spiegel Online«: Jeder Vierte klagt über Lebensmittelunverträglichkeit, Juni 2014

Pronova BKK Studie: Lebensmittelunverträglichkeiten: Frauen sind häufiger betroffen als Männer:

https://www.pronovabkk.de/studie-nahrungsmittelunvertraeglichkeiten

Safran Foer, Jonathan: Tiere essen, Kiepenheuer & Witsch 2010

Duve, Karen: Anständig essen: Ein Selbstversuch, Goldmann 2012

Skopos: »1,3 Millionen Deutsche leben vegan«, 2016. Online unter: https://www.skopos.de/news/13-millionen-deutsche-leben-vegan.html

YouGov »Wer will's schon vegan?«, 2014. Online unter: https://yougov.de/loesungen/reports/studien/vegan-studie/

BMEL: Nationale Verzehrsstudie II: Wie sich Verbraucher in Deutschland ernähren«, 2008. Online unter: https://www.bmel.de/DE/Ernaehrung/GesundeErnaehrung/_Texte/NationaleVerzehrsstudie_Zusammenfassung.html

Hancox, Dan: The unstoppable rise of veganism: how a fringe movement went mainstream. In: The Guardian, 1. April 2018

Pinker, Steven: Gewalt: Eine neue Geschichte der Menschheit, S. Fischer 2011

Lotter, Maria-Sibylla: Scham, Schuld, Verantwortung. Über die kulturellen Grundlagen der Moral, Suhrkamp 2012

Hildmann, Attila: Vegan for Fit. Die Attila Hildmann 30 Tage Challenge. Vegetarisch und cholesterinfrei zu einem neuen Körpergefühl, Becker Joest Volk 2013

Anglim, Jennifer: Come Clean: Vegan kochen, Glutenfrei genießen, natürlich glücklich sein, Anglim 2018

Hildmann, Attila: Vegan for Youth. Die Attila Hildmann Triät. Schlanker, gesünder und messbar jünger in 60 Tagen, Becker Joest Volk 2013

National Eating Disorder: https://www.nationaleatingdisorders.org/learn/by-eating-disorder/bed

In der Grauzone

Riedmeier, Christoph: Pythagoras. Leben, Lehre, Nachwirkung, C. H. Beck 2002

Schlange-Schöningen, Heinrich: Die römische Gesellschaft bei Galen, Walter de Gruyter 2003

https://www.pronovabkk.de/studie-nahrungsmittelunvertraeglichkeiten

Dunning, David / Kruger, Justin: Unskilled and Unaware of It: How Difficulties in Recognizing One's Own Incompetence Lead to Inflated Self-Assessments. In: Journal of Personality and Social Psychology, Dezember 1999

Bundesministerium für Ernährung und Landwirtschaft: Nährwert- und gesundheitsbezogene Angaben bei Lebensmitteln – die Health Claims Verordnung:
https://www.bmel.de/DE/Ernaehrung/Kennzeichnung/VerpflichtendeKennzeichnung/Allgemeine_Kennzeichnungsvorschriften/_Texte/NaehrwertinformationenHealthClaims.html

Der Verein National Eating Disorder bezieht sich auf folgende Studie: Sidani/Shensa/Hoffman/Hammer/Primack: The Association between Social Media Use and Eating Concerns among US Young Adults. In: Journal of the Academy of Nutrition and Dietetics, Mai 2016

Turner, P. / Lefevre, C. E.: Instagram Use is Linked to Increased Symptoms of Orthorexia Nervosa. In: Eating and Weight Disorders Nr. 22 2017

Kast, Bas: Der Ernährungskompass: Das Fazit aller wissenschaftlichen Studien zum Thema Ernährung – Mit den 12 wichtigsten Regeln der gesunden Ernährung, C. Bertelsmann 2018

Voigt, Claudia: Bestseller des Jahres. Der Ernährungskompass von Bas Kast. In: Spiegel Nr. 48 2018

Davis, William: Weizenwampe. Warum Weizen dick und krank macht, Goldmann 2013

Alejandro Junger: Clean: reinigen, restaurieren, regenerieren, Mobi-Well 2015

Apple, Sam: An Old Idea Revived. Starve Cancer to Death. In: The New York Times, 12. Mai 2016

Gorski, David: The Gerson Protocol, cancer, and the death of Jess Ainscough, a.ka. »The Wellness Warrior«. In: Science Bases Medicine, 2. März 2015 https://sciencebasedmedicine.org/the-gerson-protocol-and-the-death-of-jess-ainscough/

Spiekermann, Uwe: Warum scheitert die Ernährungskommunikation? Eine Antwort aus kulturwissenschaftlicher Perspektive. In: Barlösius, Eva/Rehaag, Regine: Skandal oder Kontinuität. Anforderungen an eine öffentliche Ernährungskommunikation, WZB 2006

Am Rand der Wahrheit

Schillinger et al.: Do Sugar-Sweetened Beverages Cause Obesity and Diabetes? Industry and the Manufacture of Scientific Controversy. In: Annals of Internal Medicine, Dezember 2016

Knop, Uwe: Ernährungswahn: Warum wir keine Angst vorm Essen haben müssen, Berlin 2016

Niehaus, Monika / Pollmer, Udo: Wer gesund isst, stirbt früher. Tatsachen und Trugschlüsse über unser Essen, BLV 2013

Kerschner, Bernd et al.: Wie evidenzbasiert berichten Print- und Online-Medien in Österreich? Eine quantitative Analyse. In: Zeitschrift für Evidenz, Fortbildung und Qualität im Gesundheitswesen, 2015

Kast, Bas: Der Ernährungskompass: Das Fazit aller wissenschaftlichen Studien zum Thema Ernährung – Mit den 12 wichtigsten Regeln der gesunden Ernährung, C. Bertelsmann 2018

Blech, Jörg: »Ernährungsratgeber sind heiße Luft«. In: Spiegel Juli 2017

Drösser, Christoph: »Warum sind die meisten Studien falsch, Herr Ioannidis?« In: Die Zeit, 14. Juni 2017

Ioannidis, John: Implausible Results in Human Nutrition Research. Definitive Solutions Won't Come from Another Million Observational Papers or Small Randomized Trials. In: BMJ November 2013

Maki et al.: Limitations of Observational Evidence: Implications for Evidence-Based Dietary Recommendations. In: Advances in Nutrition, Januar 2014

Bartens, Werner: Falsche Früchtchen. In: Süddeutsche Zeitung, 14. April 2011

Knop, Uwe: Ernährungsregeln: Wo bleiben die Daten? Online in: Novo Argumente, April 2013
https://www.novo-argumente.com/artikel/wo_bleiben_die_daten

Buettner, Dan: The Blue Zones: Lessons for Living Longer From the People Who've Lived the Longest, National Geographic 2010

Essen lernen

Prigent, Loic: Marc Jacobs & Louis Vuitton, Frankreich 2007

Danksagung

Die Arbeit an diesem Buch hat mich mein Verhältnis zum Essen in vielerlei Hinsicht überdenken lassen. Ganz banal hatte ich zuvor oftmals keine Zeit, mir über das Essen Gedanken zu machen. Hätte ich gewusst, wie schwierig die Arbeit sein würde, ich hätte mit großer Wahrscheinlichkeit nie mit dem Schreiben begonnen. Ohne die Unterstützung vieler Menschen wäre dieses Buch nie zustande gekommen.

Aus tiefstem Herzen danke ich meinem Freund Andreas Peter Krings. Er hat sich an viele gemeinsame Anekdoten erinnert und mich auch dann im Schreiben bestärkt, wenn ich große Zweifel hatte. Denise Koller, Inga Krieger und Christiane Paul haben wichtige Anregungen geliefert. Maurus Asen und Ute Gola standen mir mit ihrem medizinischen Wissen zur Seite. Marie Kühnast, Julia Lange und Christian Weinecke waren immer für mich da, wenn ich an einem schwierigen Tag jemanden zum Reden brauchte. Leslie Rosin wollte ein Radio-Feature zum Thema für das Kulturprogramm vom »WDR« haben. Auch aus tiefstem Herzen möchte ich meinen Eltern danken sowie allen Freunden und Experten, die ich an dieser Stelle nicht erwähnt habe. Und schließlich bin ich meiner Lektorin Rebecca Casati ganz besonders dankbar.